全民提升应急素养丛书

广州市科学技术协会科普扶持项目·青少年科学素养读物

常见食源性疾病应急素养

秦鹏哲　陈建东　主编

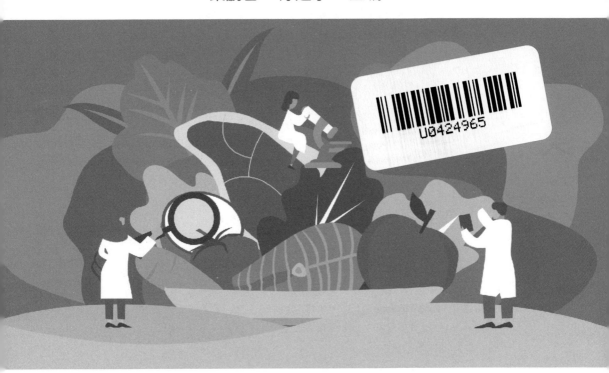

中山大学出版社
SUN YAT-SEN UNIVERSITY PRESS
·广州·

版权所有　翻印必究

图书在版编目（CIP）数据

常见食源性疾病应急素养 / 秦鹏哲，陈建东主编. 广州：中山大学出版社，2025.4. --（全民提升应急素养丛书）. -- ISBN 978-7-306-08356-2

Ⅰ. R595.7

中国国家版本馆CIP数据核字第2025YM7687号

CHANGJIAN SHIYUANXING JIBING YINGJI SUYANG

出 版 人：	王天琪
策划编辑：	熊锡源
责任编辑：	陈　芳
封面设计：	曾　斌
责任校对：	林　峥
责任技编：	靳晓虹
出版发行：	中山大学出版社
电　　话：	编辑部 020-84110283，84111996，84111997，84113349
	发行部 020-84111998，84111981，84111160
地　　址：	广州市新港西路135号
邮　　编：	510275　　　　传　真：020-84036565
网　　址：	http://www.zsup.com.cn　　E-mail：zdcbs@mail.sysu.edu.cn
印 刷 者：	广州市友盛彩印有限公司
规　　格：	787mm×1092mm　1/16　13.75印张　254千字
版次印次：	2025年4月第1版　2025年4月第1次印刷
定　　价：	40.00元

如发现本书因印装质量影响阅读，请与出版社发行部联系调换

编委会

主　　　编：秦鹏哲　陈建东
副 主 编：许建雄　闻　剑　李　科
编审委员会（按姓氏拼音排序）：
陈海燕　陈建东　陈建千　邓旺秋　黄秋菊　李　科
李泳光　李　智　梁骏华　刘维斯　龙佳丽　卢玲玲
马晓薇　秦鹏哲　邱倩文　王安娜　闻　剑　许聪辉
许建雄　杨琼英　袁　俊　张玉华　朱才盛

编写人员（按姓氏拼音排序）：
陈海燕　陈建东　陈建千　陈汝婷　陈钰良　陈兆乾
邓海涛　邓旺秋　关　辉　郭思慧　黄翠怡　黄秋菊
黄源钰　蒋书琴　李　东　李泳光　李　智　梁骏华
林浩涛　龙佳丽　卢玲玲　马晓薇　秦　勇　邱倩文
王安娜　许聪辉　颜宇君　张玉华　周思含　朱才盛
邹明棋

前　言

健康教育是关乎全国人民的生命质量和幸福感的重要事业。认真贯彻习近平总书记"把科学普及放在与科技创新同等重要的位置"重要指示精神，高度重视健康教育和健康传播工作，以问题为导向，提升全民食源性疾病防控的知识和技能，是疾控体系工作者健康教育工作面临的重大挑战。广州市疾控中心自 2018 年开始通过"广州疾控 i 健康"公众号推出多篇科普文章进行食源性疾病干预、预警，效果显著，食源性疾病报告人数和暴发事件报告数得到有效遏制。网络知识传播有其便捷、快速、经济和覆盖面广等特征，但也存在因刷屏快而容易被其他信息覆盖等不足。为更好地做好"关键人群"食源性疾病健康教育工作，我们将相关的科普文章汇编成册，系统性提高阅读者防控食源性疾病方面的知识素养。

世界卫生组织（WHO）对食源性疾病的定义（2002）是："食源性疾病是指通过摄食途径进入机体的各种致病因子引起的、通常具有感染性质或中毒性质的疾病总称，每个人都面临食源性疾病的危险。"世界卫生组织的定义反映了人类对食物传播引起的各类疾病从感性到理性的认识过程，强调每个人都会面临食源性疾病的危险，这是科学的极大进步，有利于采取更有效的综合措施以减少食源性疾病的发生。

食源性疾病是全球范围内的重要公共卫生问题。据世界卫生组织估计，2010 年全球发生了 6 亿起食源性疾病，造成 42 万人死亡。而我国每年约有 2 亿人次罹患食源性疾病，导致了巨大的健康危害和经济负担。

本书包括五章，除总论外，其余四章按食源性疾病致病因子种类分别讨论生物性、化学性、动植物毒素和毒蘑菇中毒等食源性疾病，旨在向广大读者介绍日常生活中常见食源性疾病致病因子的微观与宏观形态学特点、生存环境要求等生物学特点，以及其适合存活的条件、感染方式及危害、常见污染的食物、临床表现和预后、治疗原则和防控措施等常识，使读者能够合理选择、储存、加工食物，在饮食中避免食源性疾病的发生。

本书既可以作为学校食品安全教育素材，也是社区、机关事业单位、企业不可多得的食品安全健康教育素材。

编者
2024 年 11 月

目录

第一章　总　论　　1

第一节　如何应对致死性食物中毒（食源性疾病）　　2
第二节　春节期间食源性疾病防控　　5
第三节　中秋节饮食攻略　　12
第四节　夏季如何预防食源性疾病　　15
第五节　洪涝灾害后食源性疾病防控　　18
第六节　自然灾害后宣传　　21

第二章　生物性食源性疾病防控　　23

第一节　一只鸡蛋引发的"悬疑剧"——预防沙门氏菌食源性疾病　　24
第二节　预防副溶血性弧菌食源性疾病　　28
第三节　预防副溶血性弧菌食源性疾病宣传　　32
第四节　预防金黄色葡萄球菌食源性疾病　　34
第五节　预防产气荚膜梭菌食源性疾病　　37
第六节　预防变形杆菌食源性疾病　　41
第七节　冰箱所致生物性食源性疾病防控　　44
第八节　预防冰箱里的冷酷杀手——单增李斯特菌感染　　48
第九节　预防米酵菌酸毒素中毒　　50
第十节　预防米酵菌酸毒素中毒宣传　　54
第十一节　肉毒毒素中毒防控　　56

第十二节　炭烤生蚝虽美味，进食需谨慎——预防诺如病毒食源性疾病　60

第十三节　吃鱼生，小心肝吸虫盯上你！——肝吸虫感染防控　64

第十四节　说说黄鳝那些事——预防颚口线虫食源性疾病　66

第三章　化学性食源性疾病防控　69

第一节　小心隔夜饭菜中的"隐形杀手"——亚硝酸盐中毒防控　70

第二节　甲醇中毒防控　74

第四章　动植物毒素食源性疾病防控　81

第一节　预防钩吻碱中毒　82

第二节　预防蓖麻毒素中毒　88

第三节　预防曼陀罗中毒　92

第四节　预防犁头尖植物毒素中毒　95

第五节　预防组胺中毒　98

第六节　小龙虾毒素中毒防控　101

第七节　预防河豚毒素中毒　104

第八节　预防河豚毒素中毒宣传海报、折页　106

第九节　预防蟾蜍毒素中毒　108

第五章　毒蘑菇中毒防控　113

第一节　蘑菇中毒类型与防治　114

第二节　致命鹅膏——广东毒蘑菇"头号杀手"　117

第三节　铅绿褶菇——中毒人数最多的毒蘑菇　124

第四节　近江粉褶蕈——貌似"荔枝菌"的毒蘑菇　128

第五节　亚稀褶红菇——红菇属"头号杀手"　132

第六节　拟灰花纹鹅膏——我国剧毒鹅膏种类之一　136

第七节　欧氏鹅膏——名副其实的"肾脏杀手"　141

第八节　残托鹅膏有环变型——一种神经精神毒性的灰伞	145
第九节　纯黄白鬼伞——花盆里常见的毒蘑菇	148
第十节　裂皮鹅膏	150
第十一节　异味鹅膏——有刺鼻气味的鹅膏	154
第十二节　拟卵盖鹅膏	157
第十三节　毒蘑菇中毒风险提示（一）	161
第十四节　毒蘑菇中毒风险提示（二）	167
第十五节　毒蘑菇中毒风险提示（三）	172
第十六节　毒蘑菇中毒风险提示（四）	175
第十七节　毒蘑菇中毒风险提示（五）	180
第十八节　毒蘑菇中毒风险提示（六）	184
第十九节　预防野生毒蘑菇中毒宣传纸巾	188
第二十节　预防野生毒蘑菇中毒宣传海报	189
第二十一节　预防野生毒蘑菇中毒宣传折页	192

附录：毒蘑菇彩色图片　　195

一、致命鹅膏（第五章第二节）	196
二、铅绿褶菇（第五章第三节）	197
三、近江粉褶蕈（第五章第四节）	198
四、亚稀褶红菇（第五章第五节）	200
五、拟灰花纹鹅膏（第五章第六节）	202
六、欧氏鹅膏（第五章第七节）	203
七、残托鹅膏有环变型（第五章第八节）	205
八、纯黄白鬼伞（第五章第九节）	206

第一章 总论

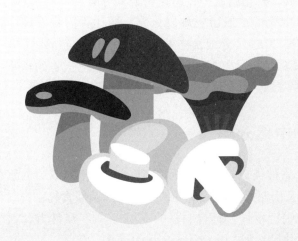

第一节 如何应对致死性食物中毒（食源性疾病）

一、杜甫死于中毒？

食物中毒，是从古至今一个"永恒"的存在。

郭沫若先生在其《李白与杜甫》一文中，说到杜甫之死的时候，倾向于杜甫因食物而亡一说。他极富技巧地推论：吃肉、饮酒为啥会要了杜甫的命呢？因为，杜甫吃的正是腐肉！

腐肉是有毒的，杜甫因此中毒而亡完全有可能。

如果说杜甫之死的这段历史难以考究，那让我们看看现今食物中毒的发生情况。在一份对2017年全国食物中毒事件的研究分析中指出：2017年全国26个省份通过突发公共卫生事件报告管理信息系统报告的食物中毒事件共有348起，中毒病例7389例，其中死亡140例。

二、食物中毒分类

食物中毒食品种类以真菌类食品最多，为误食毒蕈（毒蘑菇）引起的中毒。其次为肉类及肉制品引起的中毒，主要为细菌性食物中毒。

我国的食物中毒事件，具有明显的季节性。5—9月为食物中毒事件的高发期，食物中毒引起的死亡以6月或7月为最多。

食物中毒不仅增加社会疾病负担，而且威胁群众生命安全，但它是可以有效预防的。

造成食物中毒的原因可以是病原微生物及其毒素、动植物毒素和化学物中毒3种。

致死的食物中毒绝大部分是动植物毒素和化学物导致的。致死性的食物中毒的特点是从进食危险食物到发病的时间（潜伏期）短，一般在误食有毒食物后几分钟至1小时即出现中毒症状。

有些动植物毒素毒性大，毒性可以是硫化砷（砒霜）毒性的4～1000倍，而且没有特效解毒药物，在短时间内即可致命。

因此，在中毒发生后，早期的救治措施显得特别重要。懂得早期救治措施并付诸实践，或许能救命，从而降低食物中毒死亡率。

三、食物中毒怎么办

如果确认是动植物毒素或化学物导致的食物中毒，可及早采取如下措施：

（一）及早催吐、洗胃

催吐：神志清醒的患者，最好的方法是催吐。

可先饮 300 mL 水，然后用筷子、手指等刺激软腭、咽后壁及舌根部催吐，吐出物要注意保留送检查。

洗胃：彻底洗胃，越早越好。

一般进食有毒动植物或者误食含有化学物的食物后，在 4～6 小时内洗胃仍有效，超过 6 小时仍有洗胃指征的患者仍要洗胃。比如毒鼠强导致的中毒，超过 10 小时仍可在胃内洗出残留的毒鼠强。

应牢记阻止毒素吸收的效果远胜于毒素吸收后，再采取各种急救措施所起的治疗作用。

不过，腐蚀性化学性毒物导致的中毒，为保护胃黏膜，一般不宜洗胃，可服用牛奶、生蛋清等。

（二）导泻、灌肠

使已进入肠道毒物尽快排出，可将泻剂由胃管注入，灌肠适用于有毒食物已被食用数小时者。

常用 50% 硫酸镁 50 mL 或硫酸钠 30 g，洗胃后注入胃管内；或者用 25% 甘露醇 500 mL 口服，导泻效果也不错。

（三）补水、利尿措施

多数毒素可由肾脏排出，因此，利尿是加速毒物排泄的重要措施之一。

常用的利尿剂有呋塞米、甘露醇等。

使用利尿剂要注意及时补水，以防脱水，同时，大量饮水可以淡化已进入血液中的毒素浓度，减少毒素靶器官的压力。

在利尿的过程中，应密切观察，注意水、电解质平衡。

（四）血液净化和换血

腹膜透析和血透析的目的是排除机体内的毒物或抢救因中毒引起的急性肾功能衰竭。

其指征是中毒程度较严重且毒素可通过透析排出体外，或者有急性肾功能衰竭中毒患者。

（五）对症处理和支持治疗

正确使用有关解毒药物，在抢救患者过程中必须密切观察患者症状体征变化，及时采取抢救措施。

对症包括镇静、解痉、保护神经、扩张血管等。

总之，发生食物中毒后尽快处理和就诊，对降低危害、挽救生命有极大帮助。

（供稿：陈建东）

第二节　春节期间食源性疾病防控

一、春节大餐竟致中毒

春节将至，各家各户餐桌上的菜式越来越丰盛。这天，小华的妈妈为了庆祝节日，做了一大桌子菜，小华吃了很多。

然而第二天小华出现了腹痛、腹泻、恶心、呕吐等症状，这可吓坏了小华的妈妈。小华的妈妈立刻把小华送到医院。

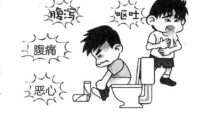

经医生诊断是"食源性疾病"中的细菌性食物中毒。

小华的妈妈很不能理解："孩子就一直在家吃饭，家里也挺讲究卫生的，为什么会突然细菌感染呢？"

相信很多朋友都会有类似的疑惑，那么就让我们一起来了解一下食源性疾病。

二、什么是食源性疾病

食源性疾病是常见病，也是多发病，既增加市民群众的额外医疗经济负担，也增加医疗机构门诊压力。

食源性疾病通常具有感染性或毒性，由细菌、病毒、寄生虫或化学物质经受污染的食物或水进入人体后所致。

食源性疾病可造成不同程度的腹泻症状，严重者可致身体多器官、系统受损、代谢性酸中毒等比较严重的临床表现。

其来源包括生的动物源性食品、受污染的水果与蔬菜，以及含有海洋生物毒素的贝类生物。

春节将至，走亲访友，聚餐活动增多，处处都是美食的诱惑。加上集中购买年货、制作过年食品，如果在这期间不注意食品卫生，在采购、加工、储存等环节稍有不当，便会酿成食品安全事故。

三、春节食源性疾病常见的病因

（1）人群流动疲劳：春节期间人群流动频繁，回乡出行次数多。

（2）聚餐次数增加：春节期间，家人朋友聚餐频繁，饮食导致的疾病风险增加。

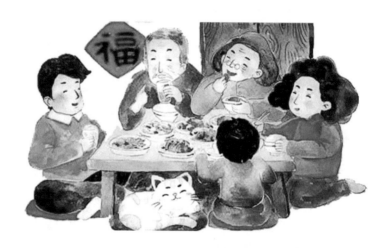

（3）饮食节奏、环境的改变：春节期间，聚餐次数及外出就餐次数增多，与平时的饮食节奏相比有了很大的变化。

（4）春节的气候特点：春节的广州，气温逐渐回升，该气候既适宜人类生活，也适宜病菌生存，容易导致病毒性食源性疾病传播，而冰箱的低温环境也有利于延长环境中某些病毒的存活时间。

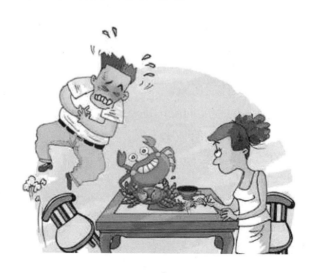

四、如何识别食源性疾病

食源性疾病常常由某种受污染食物导致的共同就餐者发病,因此,发病特征常表现为共同就餐者短时间内同时发病。

短时间内多人发病,病例多为同一家庭、单位或共同就餐的亲友;临床表现相近,患者临床表现以腹泻、腹痛、恶心、呕吐为主,可伴有发热,严重者可危及生命。

如果进食受污染的食物人数多,或者受污染食物/食品销售范围广,则病例分布涉及面广且来势凶猛,比如某批次的盒装牛奶受金黄色葡萄球菌污染,由于销售覆盖面广,一旦饮用,那么波及人群的范围就会比较大。

五、春节期间,如何预防食源性疾病

主要有如下四招。

(一)食物选购招

(1)选择到正规的经营场所购买食品。
(2)选择符合各项卫生规定的食品。
(3)按食品包装所示规定保存食品。

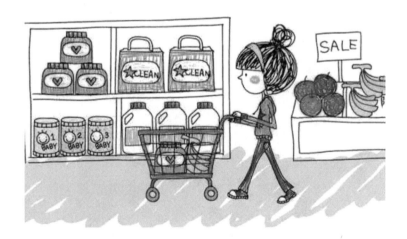

(二)食物存放招

(1)食物冷冻应"急"。
(2)食物解冻需"缓"。

（3）食物分成"块冻"。这样可以减少冻存食物反复冻融次数，减少食物细胞受破坏，让食物更为新鲜。

（4）食物存放应"短"。对多数日常食用的食物而言，新鲜食用最为健康。

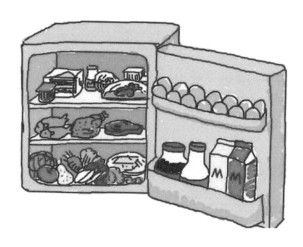

（三）食物的清洗加工招

（1）水果、蔬菜等应剔除腐烂部分。

（2）用水浸泡足够时间后再清洗，以有效去除农药残留。

（3）食物应烧熟煮透，以杀灭致病微生物和寄生虫等。

（4）生熟食品分开加工，以防止交叉污染。

（5）使用清洁卫生的食品加工工具。

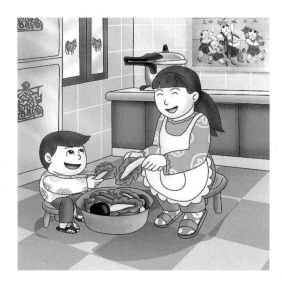

（四）聚餐过程卫生招

（1）外出就餐选择卫生条件好的餐饮单位，家庭聚餐要避免交叉污染。

（2）生食水产品或腌制水产品要慎食、少食，热菜要煮熟烧透，切勿暴饮暴食。

（3）购买食品及外出就餐索取和保留好相关票据，以备对中毒原因进行追溯调查。

（4）出现身体不适现象时及时就医。

六、出现食源性疾病怎么办

千万不要慌，及时就医是关键！

治疗措施包括以下四方面内容。

（一）一般治疗

卧床休息，早期饮食应为易消化的流质或半流质饮食，病情好转后可恢复正常饮食。

沙门氏菌食物中毒应床边隔离：患者卧床休息，缩小活动范围，在症状消失之前不要从事食物制备工作，勤洗手，减少与他人的接触，预防通过接触传播病菌。

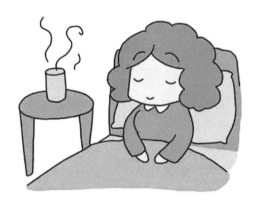

（二）对症治疗

呕吐、腹痛明显者，可口服腹可安或溴丙胺太林（普鲁本辛），或皮下注射阿托品，亦可注射山莨菪碱。

能进食者应给予口服补液，鼓励患者多喝糖盐水或同类饮料。

剧烈呕吐不能进食或腹泻频繁者,给予糖盐水静滴。

出现酸中毒者,酌情补充5%碳酸氢钠注射液或11.2%乳酸钠溶液。

脱水严重甚至休克者,应积极补液,保持电解质平衡及给予抗休克处理。

(三)抗菌治疗

细菌性食源性疾病症状轻微,一般可不用抗菌药物。

若伴有高热的严重患者,可按不同的病原菌选用抗菌药物。如沙门氏菌、副溶血性弧菌可选用喹诺酮类抗生素。

(四)其他特殊治疗

常用于动植物毒素(如蓖麻子、河豚中毒)、毒蘑菇和化学物(如甲醇、亚硝酸盐、毒鼠强)等所致中毒的治疗,包括催吐、洗胃、灌肠、血液透析和使用特效解毒剂〔如亚硝酸盐中毒使用特效解毒剂美蓝(亚甲蓝)〕等措施。

七、小结

春节期间,我们应合理饮食、注意食物搭配,保持营养均衡;切忌暴饮暴食、大鱼大肉;注重饮食卫生,保持良好的个人卫生习惯。

春节假日聚餐后,如多人出现呕吐、腹泻等消化道症状,要及时到医疗机构就诊,并立即向市场监管部门报告。同时保留所有剩余的食物、呕吐物和相关票据,以备相关部门调查中毒原因和溯源。

#知识链接:春节放假之前,政府相关部门应如何做好食源性疾病防控工作呢?

(1)市场监管部门应进一步加强食品安全事故监管和处置,加强食品在生产、运输、储存、销售等环节的卫生管控及必要的宣传教育,提高相关人员的食品安全意识,减少食物污染。

(2)卫生健康部门组织疾控机构做好食品安全风险监测和食源性疾病病例监测信息分析工作,及时发布预警信息;加强食源性疾病暴发事件处置的知识、技能培训和演练。医疗机构要及时做好食源性疾病病例的信息报告、生物样品的采集、检测和上送;进一步加强临床医生中毒诊治能力培训,及时发现并采取应急对症治疗措施。

(3)教育部门要做好学校、托幼机构等集体单位食源性疾病防控知识宣传,完善饭堂洗手设备,倡导正确的卫生习惯,发现可疑食源性疾病病例,应立即报告市场监管部门和卫生健康部门。

（4）其他机关事业单位、社区等通过各自宣传阵地进行食源性疾病防控知识宣传，进一步降低家庭、单位饭堂食源性疾病发生率。

（供稿：陈建东）

第三节 中秋节饮食攻略

一年一度的中秋佳节就要到了,作为吃货的你,是不是早已囤好各种月饼,订好餐厅,准备和家人、朋友吃几顿大餐来共度难得的佳节呢?

然而,有数据表明,节假日期间和节假日后,医院消化科门诊、急诊患者数量较往常显著增加,主要表现为三大类:

第一类是因饮食结构不合理,且暴饮暴食导致的消化不良、腹胀、恶心。

第二类是因不注重饮食卫生而导致的食物中毒。

第三类是饮酒过量导致的酒精中毒。

这么多问题,好可怕!

到底还能不能在中秋佳节做个愉快的吃货呢?

这里为你准备了三份中秋饮食攻略。

一、月饼甜腻难消化,少食搭配果和茶

中秋节赏月、吃月饼,象征着团圆、美满。但你知道吗,月饼是高热量、高糖、高脂食物。拿我们市面上最常见的双黄白莲蓉月饼来说,每 100 g 双黄白莲蓉月饼的热量为 1700 kJ 以上,脂肪含量为 20 g 左右,碳水化合物为 50 g 左右。

如果吃完一整个月饼(约 187.5 g),那么摄入的能量、脂肪和碳水化合物大约分别占每天营养素参考摄入量的 40%、65% 和 33%!因此,吃了月饼又吃"大餐",佳节胖三斤不是梦!

那么,家里的莲蓉、五仁、冰皮、流心、豆沙、枣泥等月饼都不能吃了吗?当然不是,只需要注意一些小窍门:

(1)不要贪恋月饼,最好是与他人分食。减少食用量,尤其是超重肥胖、糖尿病、高脂血症患者更要注意少吃。这样,既控制了能量的摄入,也符合"全家共享,团圆美满"的寓意。

(2)不要空腹吃月饼。月饼大多甜腻,如果空腹吃月饼,会刺激胃酸分泌而引起泛酸,若有胃病史者或致胃痉挛。因此,应该在餐后一段时间食用,以减少肠胃负担。

（3）注重巧搭配。月饼是高能量、高脂肪的食品，若吃了月饼，则要注意其他饮食应以清淡型为主，可搭配茶水或时令水果，如柚子、苹果、石榴等，既可解油腻促消化，也可防止能量摄入过多。

二、食物中毒为高发，谨记五招远离它

除了吃得多不消化，对吃货而言，另一大敌人恐怕就是食物中毒了。

有文章对我国历年的食物中毒情况进行了分析，发现第三季度是食物中毒事件的高发期，其中以9月份食物中毒人数最多。因为第三季度气温高，气候比较潮湿，适宜微生物的生长繁殖，容易导致食品腐败变质。

有关节假日聚餐引起的食物中毒时有报道：2017年，荆州市发生一起聚餐引起的副溶血性弧菌中毒事件，发病34例；2014年9月，深圳市发生一起婚宴引起的沙门氏菌食物中毒事件，发病96例……

稍不留神吃坏了肚子，身体遭罪不说，还会极大地影响节日期间人们的心情。这个季节吃坏肚子的元凶通常有被副溶血性弧菌、诺如病毒、沙门氏菌感染的食物，以及未煮熟的四季豆、毒蘑菇等。

那么，怎么才能避免这些风险，吃得安全，顺利过节呢？

谨记5招即可：

（1）饭前便后要洗手，此外，在烹饪过程中，要保证厨房用具、厨房环境的清洁。

（2）注意生熟分开，避免交叉污染。

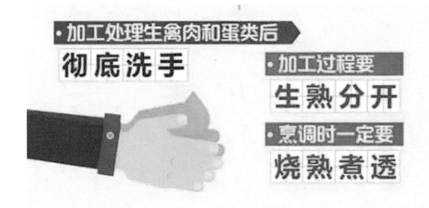

（3）做菜、做肉要烧熟煮透，不能为了口感而给致病菌创造污染食物的机会。

（4）注意保持安全温度，吃不完的饭菜要低温存放，再次食用前应彻底加热。

（5）如果在外就餐，选择证照齐全、卫生等级较高的餐厅。

三、饮酒助兴增气氛，切莫贪杯和酒驾

"明月几时有，把酒问青天。"中秋佳节到来，亲朋好友欢聚一堂，难免会饮酒助兴。如果必须饮酒，应当有所节制，做到适量饮酒，且不要空腹饮酒。

科学研究表明，喝酒的时候多吃主食，补充足量的碳水化合物，可以减少乙醇对肝脏的损害。

另外，为了您和他人的人身安全，也为了家庭幸福，酒后一定不能开车。

（供稿：张玉华）

第四节 夏季如何预防食源性疾病

夏季高温多雨,是食源性疾病易发、高发季节。针对夏季常见食源性疾病的危险因素及预防措施,做了以下提示。

一、如何预防食源性疾病

预防食源性疾病最有效的方法是遵循"食品安全五要点"。

(一)保持清洁

注意手的卫生,在交替处理生熟食品过程中和餐前便后要洗手。盛放处理食物的器皿、刀具、抹布、砧板经常清洁消毒,保持干净。

(二)生熟分开

生熟分开是预防细菌性食源性疾病的关键。最好使用两套刀具、器皿、砧板等,分别处理生熟食品;也可先用干净的器具处理熟食后,再处理生食。

(三)烧熟煮透

烧熟煮透,即食物中心温度至少达 70 ℃,持续时间至少 1 分钟,这样可杀死食物中的大部分致病微生物。冷藏的剩菜剩饭要彻底加热后再食用。

(四)保持食物的安全温度

熟食在室温下存放最好不超过 2 小时。熟食和易腐烂的食物应及时冷藏。但冰箱并不是"保险箱",即使在冰箱中也不能过久储存食物。

(五)使用安全的水和原材料

符合安全标准的自来水是最好的消洗剂。生食水果和蔬菜前,应先用水浸泡,再仔细清洗。叶菜类先将叶片分别剥开后,浸泡数分钟,再以流动的水仔细冲洗。

二、如何安全食用凉拌菜和卤味熟食

凉拌菜、卤味熟食等冷食类食品对原材料和制作加工过程的卫生条件要求较高，稍有疏忽就容易受到致病微生物的污染，引发食源性疾病。消费者应选择资质合格且卫生条件良好的餐饮单位购买冷食类食品，不要在无证照摊贩处购买。

家庭自制冷食类食品要选用新鲜原材料。能加热的食材要彻底加热，在冷却过程中注意防护；不能加热的食材要彻底洗净。在加工过程中，器具要生熟分开，注意少量多次制作，加工完尽快食用。

三、如何安全食用海鲜类产品

夏季海鲜特别容易受到副溶血性弧菌的污染，若处理不当，如未经过充分清洗或生熟食品交叉污染，以及吃法不当，如生食或半生不熟等，则容易引起肠道感染。另外，海虹、血蛤等贝类也可引起贝类毒素中毒。

购买海鲜时，注意将其与其他食物分装存放，购买后如不能即时加工，应尽快放入冰箱并注意生熟分开。

处理海鲜时，刀具、砧板、容器应专用，避免加工过程中的交叉污染。烹饪海鲜时，要烧熟煮透。

四、如何预防由食用野菜引起的食源性疾病

在自然环境下生长的野菜本身可能含有微量的天然毒素，一次进食量过大可引起身体不适。

另外，某些有毒植物与可食野菜外观类似，误采、误食可导致中毒。

采摘野菜要避开环境污染的区域，如污水排放地、公路边、垃圾填埋场等。

不买、不采、不食不认识的品种。

五、食用菜豆类蔬菜需要注意什么

生菜豆中含有皂苷和红细胞凝集素，充分加热后能够破坏其毒性，在加工菜豆时，一定要烧熟煮透，不要过于追求"脆""绿"的口感和外观。

六、如何预防食源性横纹肌溶解综合征

食用来路不明或野生的小龙虾可引起食源性横纹肌溶解综合征。

应通过具备合法经营资质的农贸市场、超市和电商等正规渠道购买小龙虾，不食用、不购买、不捕捞来历不明或野生的小龙虾。

烹饪前清除小龙虾两鳃里的病原微生物和脏东西，一定要烧熟煮透，避免一次过量食用，特别是过敏体质者或处于过度劳累、服药期间等自感身体状况不佳者，应避免食用。

七、如何预防野生毒蘑菇中毒

高温多雨的夏季是野生蘑菇的生长旺盛期，也是野生毒蘑菇中毒的高发期。许多毒蘑菇中毒尚无特效疗法，且中毒症状严重、发病急、死亡率高。

目前还没有简单易行的毒蘑菇鉴别方法，在民间流传的一些识别野生蘑菇的方法和经验并不可靠。

避免中毒的最好方法是不采、不买、不食来路不明和不认识的野生蘑菇。

（供稿：梁骏华）

第五节　洪涝灾害后食源性疾病防控

近期，受台风"海葵"的影响，广州市出现大范围强降雨，部分地区出现洪涝灾害，损失严重。洪涝灾害后，受灾地区的环境和食物、生活饮用水可能受到污染，容易引起食源性疾病。

那么，应如何应对呢？

一、不喝生水

喝开水或符合卫生标准的瓶装水、桶装水，或经漂白粉等处理过的水。

在有条件的情况下，最好饮用白开水、瓶装水和桶装水。

洪水中含有大量的泥土、腐败动植物碎屑、细菌、寄生虫和病毒，即便是肉眼看起来很干净的河水、山涧水、井水、泉水或湖水，如直接饮用，也是存在危险的。

在不得不饮用的情况下，需用明矾和漂白粉（精片）澄清、消毒（需经专业人员指导后进行），至少煮沸5分钟后，方可饮用。

发生洪涝灾害的地区如何消毒饮用水，还真是一个技术活，一般要在专业技术人员的指导下，开展饮用水消毒。灾区与生活饮用水相关的消毒剂和消毒方法，我们可以通过下表具体了解一下。

灾区与生活饮用水相关的消毒剂和消毒方法

消毒对象	消毒剂种类	有效氯浓度（mg/L）	作用时间（h）	游离余氯量（mg/L）	消毒方法
缸装水	漂白粉精片、消毒泡腾片	4～8	0.5	0.3～0.5	50 L水加一片左右漂白粉精片或消毒泡腾片
重新启用水井	漂白粉	25～50	24	—	抽干—清掏—冲洗—抽干—消毒—抽干

（续表）

消毒对象	消毒剂种类	有效氯浓度（mg/L）	作用时间（h）	游离余氯量（mg/L）	消毒方法
井水	漂白粉、漂白粉精片	水质较清时加氯量为2 mg/L，水质较浑浊时加氯量为3～5 mg/L	0.5	0.5	加水调成溶液，澄清后取上清液，至少2次/天
送水工具消毒（水车等）	漂白粉、漂白粉精片	400	0.5	0.5	冲洗干净，消毒，再冲洗干净
送水消毒	漂白粉、漂白粉精片	3～5	0.5	0.5	每吨水加20 g漂白粉或20片漂白粉精片
临时管网启用前	含氯消毒剂	100	1	—	冲洗干净后使用
临时管网供水（接引自来水）	含氯消毒剂	0.5	—	终端不低于0.1	—
新安装临时储水设施	漂白粉	200～500	0.5	—	冲洗干净后使用

备注：消毒剂种类除选用漂白粉、漂白粉精片、消毒泡腾片外，也可选用其他含氯消毒剂。

二、不吃腐败变质的食物

不吃淹死、病死的禽畜，不吃腐烂的蔬菜、水果，以及发霉的大米、玉米、花生等。

被污染或腐败的食物即便煮熟也不意味着已经完全消毒杀菌，一些细菌或霉菌所产生的毒素并不会因为加热而被消除。

三、不使用未经清洗消毒的餐具

灾后被水淹过的餐用具表面可能会受到污染，含有病毒和细菌等致病微生物，需要经过彻底的清洗消毒后才能使用。

餐具和切配、盛装熟食品的容器等，需清洗消毒后使用。消毒方法可用物理蒸煮法、药物消毒法。

四、不吃生食，生熟分开，煮熟煮透

灾后尽量不吃凉拌菜、沙拉等未经煮熟的食品；不生食动物性食品；尽量避免加工和食用冷荤类食品。尽量使用蒸、煮、炖等长时间加热的烹调方式。

烹调肉类、蛋类、奶类、鱼类或其他易腐食品时，特别要注意将其煮熟、煮透。

刀、砧板、容器、餐具等要生熟分开使用，避免交叉感染。

在生吃瓜果蔬菜之前一定要用清洁的水洗净，再用开水烫一下。带皮的瓜果最好削皮后再食用。

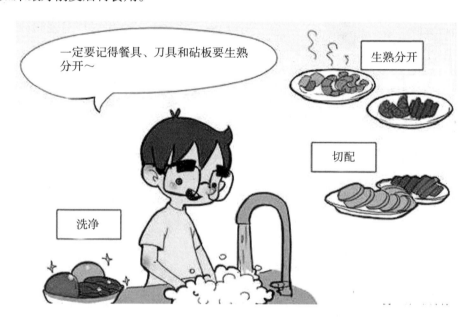

五、注意生活卫生，出现不适早就医

饭前便后和接触食品前后要洗手，不用脏手和不洁工具接触食品。一旦出现发热、呕吐、腹泻等症状，要尽快就医。

（供稿：朱才盛、颜宇君；专业审核：陈建东）

第六节 自然灾害后宣传

一、自然灾害后食品安全防控健康贴士海报

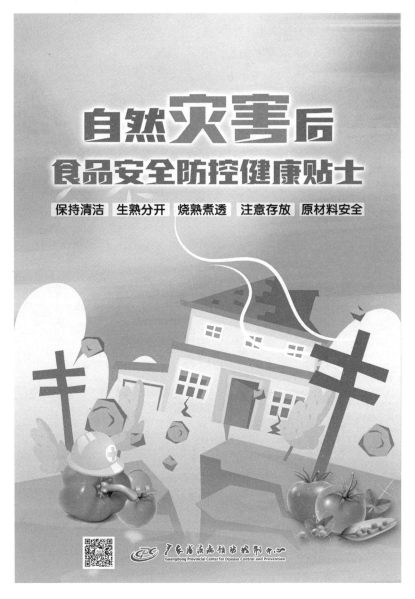

二、自然灾害后食品安全防控健康贴士折页

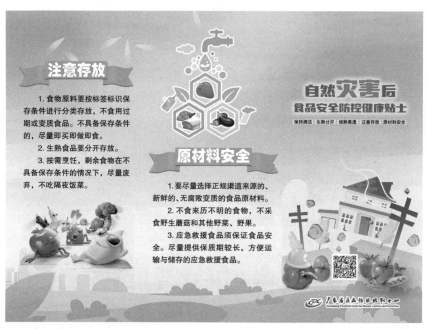

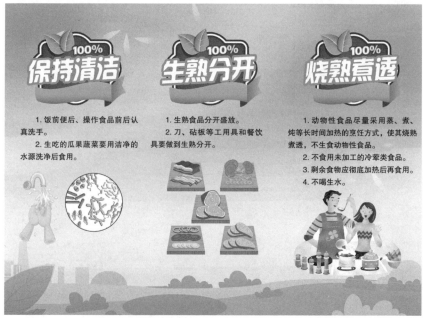

（供稿：卢玲玲）

第二章 生物性食源性疾病防控

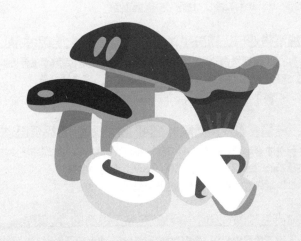

第一节 一只鸡蛋引发的"悬疑剧"——预防沙门氏菌食源性疾病

一、新闻热点

我们先来看相关的新闻报道：

意大利鸡蛋等食品涉遭沙门氏菌感染卫生部下令召回-中新网
6天前 - 欧联通讯社报道,近日,意大利食品卫生检疫部门在例行食品安全检查过程中,发现正在市场流通的鸡蛋、吉利丁片等常规商品,涉遭沙门氏菌污染。....
www.chinanews.com/gj/2018/11-02/8... - 快照 - 中国新闻网

爱沙尼亚发现鸡蛋被沙门氏菌感染20万只鸡将被宰杀_国际食品 ...
2018年10月6日 - 沙门氏菌病是由沙门氏菌属细菌引起的急性肠道疾病,主要传染途径是食用被病原体污染的食物,这种病原体往往留在烹饪不当的食物中。该疫情之所...
news.foodmate.net/2018/10/... - 快照 - 食品伙伴网食品资讯

法国部分意面、鸡蛋感染沙门氏菌被召回_国际预警_食品资讯_食品 ...
2018年10月9日 - 另外农业部还通报称,Les Poulettes公司生产的一批鸡蛋证实被沙门氏菌污染,宣布召回。9月20日,Tarascon-sur-Ariège市Pradelet小学的34名学...
news.foodmate.net/2018/10/... - 快照 - 食品伙伴网食品资讯

悉尼23人食用鸡蛋后沙门氏菌中毒问题产品正被召回_搜狐新闻 ...
2018年9月10日 - 人民网悉尼9月10日电据澳媒报道,近日,澳大利亚悉尼23人在食用鸡蛋后被诊断出沙门氏菌中毒,相关公司正在召回问题鸡蛋。相关部门向新南威尔士...
www.sohu.com/a/253025969_114731 - 快照 - 搜狐

那么，鸡蛋和沙门氏菌又有什么关系呢？那当然是因为鸡蛋被沙门氏菌污染啦。

其实不只是鸡蛋，容易被沙门氏菌污染的食物还有鸡肉、猪肉、牛肉、鸭蛋、鹅蛋、牛奶、羊奶……总结起来，容易受沙门氏菌感染的食品种类有：

（1）禽畜肉类及其制品。
（2）蛋类。
（3）乳类及其制品。

二、食品中的沙门氏菌是怎么来的呢？

（1）禽畜肉类主要是家禽、家畜生前感染了沙门氏菌。

（2）蛋类主要是家禽在产卵时受到家禽粪便中的沙门氏菌污染。

（3）乳类主要是被患沙门氏菌病的奶牛污染，或健康的奶牛挤出的奶受到外界沙门氏菌的污染。

（4）熟食中的沙门氏菌主要来自含沙门氏菌的容器、烹调工具以及患者或带菌者的污染。

既然有这么多来源，为何如此大的"锅"要一个"蛋"来背？

根据广州市对食源性疾病的监测数据，细菌性食源性疾病占全部食源性疾病的80%以上，其中，由肠炎沙门氏菌引起的约占九成。

肠炎沙门氏菌导致的食物中毒暴发事件每年均有发生。而事件发生多与使用鸡蛋作为原材料，或者与鸡蛋清洗不彻底，或者与容器交叉使用而致食物污染有关。

肠炎沙门氏菌食物中毒事件的另外一个危险因素是备餐（产品）与进餐的时间间隔过长，使已被污染的食物中的细菌大量增殖从而致病。

其实说到底，鸡蛋只是"背锅侠"，预防沙门氏菌污染才是正道呀！

三、沙门氏菌的前世今生

1885年，沙门氏等在霍乱流行时分离到猪霍乱沙门氏菌，故将其定名为沙门氏菌属。

（1）沙门氏菌属有的专对人类致病，有的只对动物致病，也有的对人和动物都致病。

（2）目前我国发现的沙门氏菌有290余种，绝大部分具有外周鞭毛，能运动，能感染人和动物。

人食用了被沙门氏菌或者其毒素所污染的食物会引起食物中毒。因为被沙门氏菌污染的食物感官性状无明显改变，不易被察觉，所以极易引发中毒。

（3）据统计，在世界各国细菌性食物中毒中，沙门氏菌引起的食物中毒常列榜首。中国内陆地区的食物中毒原因也以沙门氏菌为首位。

沙门氏菌引起的食物中毒在全年皆可发生，但多见于夏、秋两季，5—10月份的发病数和中毒人数可占全年的80%。

其中，肠炎沙门氏菌所引起的食物中毒事件最多，约占事件总数的32.33%。

据广州市疾控中心过去几年对食源性疾病事件监测的结果,由沙门氏菌引起的食物中毒事件中,发生在集体食堂的暴发起数最多,占总数的51.61%;饮食服务单位报告起数次之,占31.61%;发生在家庭的最少,仅为总数的16.77%。

沙门氏菌食物中毒的潜伏期一般是4~58小时。

四、沙门氏菌食物中毒的临床表现与治疗

(一)症状

主要的症状有恶心、呕吐、腹泻、腹痛、发热(可达38~40℃)等。急性腹泻以黄色或黄绿色的水样便为主,有恶臭。

对于老人、婴儿和体弱者而言,可引起痉挛、脱水、休克甚至死亡。

(二)治疗

沙门氏菌食物中毒治疗的两条原则:
(1)症状轻者以补充水分和电解质等对症治疗为主。
(2)症状严重者速送医院进行抢救。

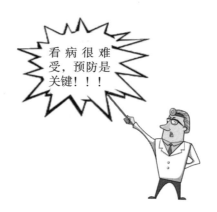

五、预防沙门氏菌食物中毒的建议

(一)集体预防

(1)完善餐饮服务单位内部从业人员健康监测系统。
(2)尽量缩短备餐与进餐的时间间隔。

（3）如食物需临时储存，供餐过程应尽量提高水浴箱的温度。

（4）落实好消毒控制措施，加强餐具、食堂环境清洁和消毒，加强对员工关于手部卫生重要性的宣教工作，增设洗手水龙头设施，并适当提供洗手液。

（5）食材使用前应清洗干净，特别是鸡蛋等极易受到沙门氏菌污染的食材，最好使用已消毒好（如用巴氏消毒法消毒）的鸡蛋液。

（二）个人预防

（1）养成良好的卫生习惯，饭前、便后要洗手。

（2）剩饭食用前应彻底加热，以便彻底灭活可能存在的沙门氏菌及其毒素。

（3）厨房的生熟食物处理要分开，以免发生交叉污染。

（4）对于市场销售的即食食品，应购买正规品牌、包装完好的产品，并注意生产日期和保质期，食用前注意是否变质。

（5）不吃生食和未经彻底煮熟的肉，不吃生鸡蛋，不喝生水和生奶，做饭前注意清洗干净食材。

备注：该科普文章获得 2019 年广东省健康科普作品创作大赛最具影响力健康科普作品奖图文类二等奖。

（供稿：陈建东）

第二节 预防副溶血性弧菌食源性疾病

近年来,凉拌菜——凉拌卤制猪头皮(肉)污染致副溶血性弧菌感染暴发事件在集中供餐单位常有发生。

[例1] 2020年6月,某市A培训中心35人,B物业8人,C中学5人陆续出现腹痛、腹泻、呕吐等胃肠道症状而到医院就诊。经调查,引起本次食源性疾病的主要原因是某集中供餐单位用于制作"豆角拌爽耳"的熟猪耳在加工、制作过程中受副溶血性弧菌污染,再加上盒饭存放时间长、运送距离远,食物中细菌增殖导致进食者细菌性中毒发病。

[例2] 2021年2月22日晚,某市D工地20多名工人出现呕吐、腹泻等症状,经调查发现是工地饭堂供应的"凉拌猪头肉"等食物在分切时通过砧板等工用具交叉污染副溶血性弧菌,从而导致进食者出现感染性食源性疾病。

为什么副溶血性弧菌感染事件如此高发?

第一,凉拌卤制猪头皮因其做法简单、味道好、柔韧爽口而大受欢迎。

第二,凉拌卤制猪头皮加工过程对环境、加工用具清洁消毒、厨工无菌操作等要求高。

第三,制作加工环节多、所需加工用具多,主菜、配菜、调味料多样且富含营养,材料及成品容易被致病微生物污染。

第四,在合适的气温下,污染的致病菌有足够的繁殖时间,从而使进食者感染得病。

因此,在进食凉拌卤制猪头皮或同类凉拌食物时,应尽量控制可能污染环节,缩短供餐时间,做到即做即食、安全食用。

虽然在预防副溶血性弧菌感染方面,有关单位做了很多预防措施,但常常防不胜防,莫名其妙就出现了食源性疾病聚集性事件。

如何防控该细菌所致呕吐、拉肚子病例的发生呢?

我们要先知己知彼,了解副溶血性弧菌的喜好特点。

一、副溶血性弧菌的特性

副溶血性弧菌是一种嗜盐性细菌。副溶血性弧菌食物中毒是进食含有该菌的食物所致。

常见的易污染该细菌的食物主要为海产品，如墨鱼、海鱼、海虾、海蟹、海蜇，以及含盐分较高的腌制食品，如咸菜、腌肉与凉拌菜等，一般是食物在制作过程中交叉污染所致。

需要引起重视的是近年来凉菜、熟食制品由于加工制作不当，受到污染后，在合适的温度和足够的时间，细菌大量繁殖，而又因烹饪加热不彻底，而最终导致食物中毒暴发事件屡次发生。

副溶血性弧菌存活能力强，能在抹布和砧板上生存1个月以上。

临床上以急性起病、腹痛、呕吐、腹泻及水样便为主要症状。

本病多在夏、秋季发生于沿海地区，常造成集体发病。

值得注意的是，副溶血性弧菌作为一种常见的病原菌，在低温环境下，处于虽活但不可培养状态，如果一旦温度上升至25℃，则会发生复苏并且可以进行增殖。

副溶血性弧菌嗜盐畏酸，在无盐培养基上不能生长，在50%食醋中1分钟即死亡；对热的抵抗力也较弱，在56℃下5分钟或90℃下1分钟可被灭活。

二、副溶血性弧菌感染的临床表现

副溶血性弧菌感染的平均潜伏期为15小时，最短1小时，最长4天。

患者潜伏期长短与摄入细菌剂量有密切关系，其次与机体免疫力、细菌毒力、年龄有一定关系。

发病多急骤，腹痛和腹泻首先出现，也最常见，其次为恶心、呕吐、畏寒和发热。

腹痛多表现典型的剧烈上腹绞痛，一般呈阵发性，位于上腹部和脐周，部分伴压痛。

每日腹泻3～20余次不等，大便性状多样，多为黄水样或糊状。

吐泻严重患者常有脱水现象。

副溶血性弧菌感染主要通过食物传播，主要有以下危险因素：

（1）生食海产品是最主要的感染途径。

（2）烹调加热不充分。

（3）交叉污染：烹调好的食物盛于被污染的容器内或使用被污染的厨具再加工其他食品时，易引起污染。

三、副溶血性弧菌感染的易感人群与感染环节

男女老幼均可能患病。

感染副溶血性弧菌后可产生低滴度的血清抗体，但很快消失，故可多次感染。

经常暴露于少量细菌者，感染后临床症状一般较轻，如渔民大多有生食或半生食某些海产品的习惯，暴露机会虽多，但发生食物中毒者并不多，即使发病，症状也较轻；而内陆居住人员初到沿海地区时，饮食稍有不慎，屡见病情较重的食物中毒事件。

供餐单位、工地饭堂为何成为副溶血性弧菌食物中毒的高发区？

集中供餐单位在烹制、分切等环节，使用工具多，污染的风险环节多，供餐时间长（从生产、分装、运输到食用的时间长），存在细菌增殖可能的条件。

餐厅超负荷、短时间大量供餐时，厨师往往易在加工环节出现疏忽，存在食物未煮熟的安全隐患。

凉拌菜在制作上存在熟食物材料在再分切、加工过程中被污染的可能环节。

四、副溶血性弧菌感染如何治疗与预防

副溶血性弧菌感染多为自限性疾病，轻者予以对症支持治疗，无须用抗菌药物；重症患者、婴幼儿、老年人及有并发症者应使用抗生素治疗，其中环丙沙星抗菌活性最强。

（1）供餐单位从事凉拌菜制作人员要经过食品安全培训，凭证（健康证）上岗。

（2）落实食品从业人员的健康监测机制，有呕吐、拉肚子等胃肠道不适的厨工应调离熟肉分切等易污染食物的岗位。

（3）应严格遵守操作规程制作凉拌菜，做好工具和环境的清洁、消毒，有效防止食物材料污染副溶血性弧菌。

（4）供餐单位应设置熟食专间。

专间入口处应设有洗手、消毒、更衣设施，专间门应能够自动关闭。

专间内应设空气消毒、冷冻（藏）、独立的空调等设施，保证设施运转正常。

控制专间温度不高于25℃，加强专间食品处理区的通风除湿，控制气流

从处理区向周边流动。

若烹饪后至食用前需要较长时间（超过 2 小时），食品应暂存放高于 60℃ 或低于 10℃ 的环境（食品转运箱）。

俗话说得好：常在河边走，哪有不湿鞋？

既然凉拌菜，特别是凉拌卤制猪头皮等食物容易造成副溶血性弧菌感染暴发事件，集中供餐单位应积极提高凉拌卤制猪头皮制作的条件，或停止供应凉拌菜，尽量供应热菜，以免负法律责任！

备注：本科普文章获得第三届南方健康科普大赛南方健康科普图文类优秀奖、广东省第二届科普大赛图文类优秀奖。

（供稿：郭思慧；专业审核：陈建东）

第三节 预防副溶血性弧菌食源性疾病宣传

一、小心海产品中的细菌宣传海报

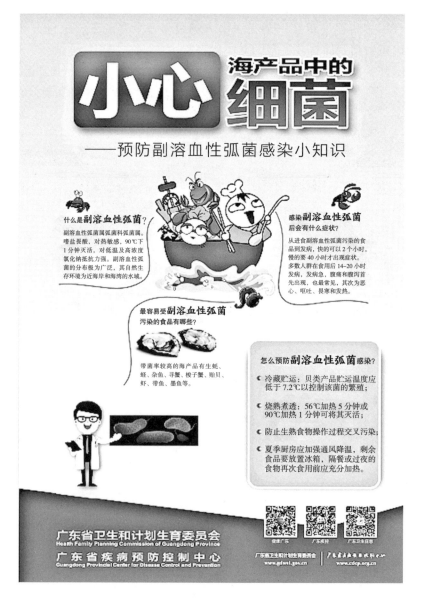

二、小心海产品中的细菌宣传折页

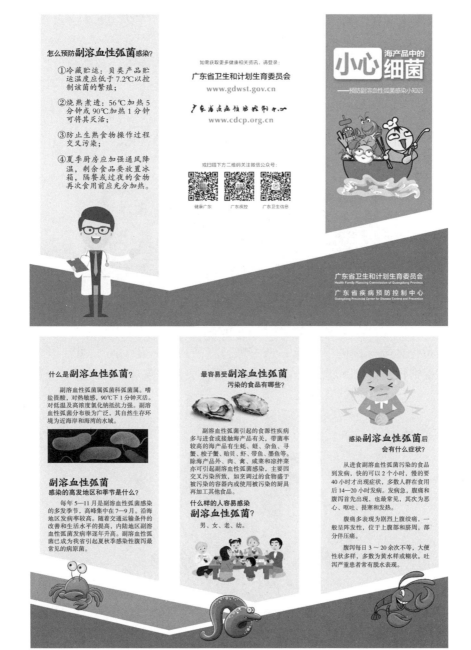

（供稿：卢玲玲）

第四节 预防金黄色葡萄球菌食源性疾病

> 米饭、奶制品、肉类、糕点……这种细菌常藏在你爱吃的食物中！

金黄色葡萄球菌（Staphylococcus aureus）是一种常见的革兰氏阳性细菌，它还有"嗜肉菌"的别称，可引起多种感染性疾病。

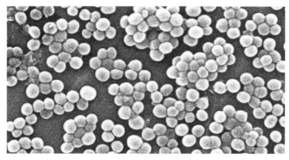

金黄色葡萄球菌的形状像一个小球，直径为 0.5～1.5μm，通常以葡萄串状或不规则状聚集在一起，在适宜的条件下长成黄色菌落，故而得名金黄色葡萄球菌。

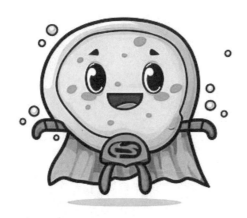

金黄色葡萄球菌最适宜在温度为 37℃、pH 为 7.4 的环境中生长，但在极端环境下金黄色葡萄球菌也能生存，在细菌界堪称刀枪不入的"超人"。

耐高温：加热至 70℃ 1 小时或 80℃ 30 分钟才能被杀死。
耐低温：在冷冻食品中不易死亡。
耐干燥：在干燥环境中能存活数月。
耐高盐：可在盐浓度接近 10% 的环境中生长。
耐高渗：能在 40% 胆汁中生长，在含有 50% 以上蔗糖或 15% 以上食盐食品中才能被抑制。

但金黄色葡萄球菌也不是真的无敌于世间，它对青霉素、红霉素等抗菌药物则非常敏感。

由于抗生素的滥用和不合理使用，使得号称"超级细菌"的耐甲氧西林金黄色葡萄球菌（Methicillin-resistant S. aureus, MRSA）出现和流行，现已成为医院和社区感染的重要病原菌之一。

因此，合理用药，避免滥用抗生素非常重要。

那么，金黄色葡萄球菌都藏在哪里？

金黄色葡萄球菌在环境中无处不在，空气、污水中都有它们的存在，同时也是人类和动物的常驻菌之一。

即使在正常人群中，也有 25% 左右的人会携带此菌，它可以存在于人的皮肤、鼻腔、咽喉、胃肠道等部位。

金黄色葡萄球菌最喜欢在肉类、奶制品、米饭、糕点等蛋白质或淀粉丰富的食品中生长繁殖，这些被金黄色葡萄球菌污染的食品在较高温度下保存时间过长，如在 25～30℃ 环境中放置 3～10 小时，就能产生引起食物中毒的葡萄球菌肠毒素。

人容易因食用被污染的食物而感染金黄色葡萄球菌。当感染严重时，就可致金黄色葡萄球菌肠毒素中毒。

对于免疫力正常的人来说，人们与金黄色葡萄球菌相处相安无事。

然而当我们的身体免疫力下降时，金黄色葡萄球菌就会趁机对我们突然"发难"，引起各种感染性疾病，如肺炎、伪膜性肠炎、心包炎等，甚至是败血症、脓毒症等全身性感染。

金黄色葡萄球菌还有一个厉害之处，即它繁殖过程中可产生多种肠毒素（A、B、C、D、E 五类）和酶类，各类型肠毒素毒力不同，其中 A 型毒力最强。大约 50% 以上的金黄色葡萄球菌菌株可在实验室条件下产生两种或两种以上的肠毒素。食物中的肠毒素耐热性很强，一般烹饪温度（比如 100℃ 煮沸 30 分钟）也不能将其破坏，在 218～248℃ 油温下才能被破坏。

下面让我们来认识一下因金黄色葡萄球菌所致食物中毒的特点。

（1）中毒多发生在夏、秋季节。

（2）中毒食品主要为乳及乳制品、蛋及蛋制品、各类熟肉制品，其次为含有乳制品的各类冷冻食品，个别也有含淀粉类食品。

（3）中毒原因主要是被金黄色葡萄球菌污染后的食品在较高温度下保存时间过长，如在25～30℃环境中放置3～10小时，就可以产生引起食物中毒的葡萄球菌肠毒素。

（4）潜伏期：一般为2～6小时。

（5）临床症状：表现为恶心、剧烈呕吐、腹痛、腹泻等急性肠胃炎症状，一般无发热。

（6）病程：中毒症状一般会持续1～2天，轻度患者可以自愈，恢复较快，愈后良好。

（7）注意事项：儿童对肠毒素比成人更敏感，发病率更高，病情更严重，需特别关注。

（8）治疗措施：轻者一般无须特殊治疗，脱水严重者可适当补液，必要时给予抗生素治疗，金黄色葡萄球菌对氯霉素、红霉素、青霉素、头孢霉素和氨苄霉素敏感。此外，还应对症治疗。

（9）如何预防：

第一，食品从业人员应符合上岗卫生要求，有金黄色葡萄球菌感染指征应脱岗治疗。食品加工从业人员、保育员定期进行健康检查，患有疥疮、手指化脓、上呼吸道炎症、口腔疾病时，应暂时调离工作，待彻底治愈后，再恢复原来的工作。

第二，食物科学烹饪，外卖盒饭应注明进食时间。在低温下储存或冷藏各种易腐食品；凡已加热过的食品，应迅速冷却，放在阴凉通风的地方，并缩短保存时间，使已污染食品的细菌来不及形成肠毒素。

第三，讲究个人卫生，科学洗手。

（供稿：邹明棋、颜宇君；专业审核：陈建东）

第五节 预防产气荚膜梭菌食源性疾病

有种小小的细菌,其引起的感染却是人类最严重的革兰阳性细菌感染之一,已经成为全世界严重的公共健康问题。它就是产气荚膜梭菌。

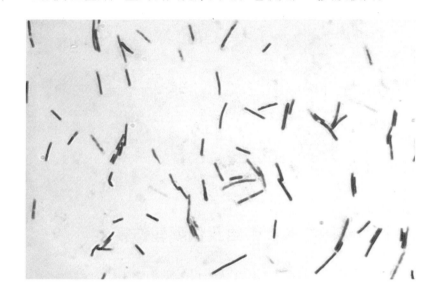

一、什么是产气荚膜梭菌

产气荚膜梭菌(Clostridium perfringens)曾称为魏氏梭菌或产气荚膜杆菌,是临床上气性坏疽病原菌中最多见的一种梭菌,因其能分解肌肉和结缔组织中的糖,产生大量气体,导致组织严重气肿,继而影响血液供应,造成组织大面积坏死,加之本菌在体内能形成荚膜,故名产气荚膜梭菌。

二、产气荚膜梭菌就在我们身边

产气荚膜梭菌是革兰阳性厌氧杆菌,其广泛存在于自然界的水源、土壤、尘埃中,亦定居在人和大部分温血动物的肠道中(健康人肠道带菌率为2%~5%),是一种最常见的人畜共患条件性致病菌。

产气荚膜梭菌在人体正常肠道菌群中属于非致病性细菌,能以 10^7~10^9/

mL（g）的数量作为正常菌群存在于人肠道内。

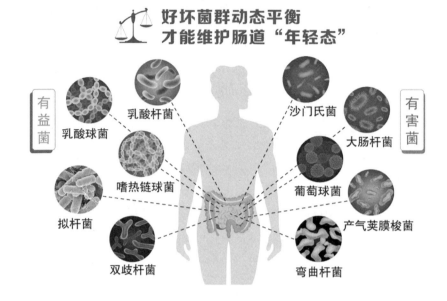

三、产气荚膜梭菌会带给我们哪些伤害

长期以来，产气荚膜梭菌一直被认为仅是创伤感染病原菌，会感染伤口，引起气性坏疽，死亡率高达 30%。其中，60%～80% 的气性坏疽是 A 型产气荚膜梭菌引起的。

直到 1945 年，才证实产气荚膜梭菌还可经消化道对人体产生危害，亦为食源性病原菌，可导致食物中毒。

四、产气荚膜梭菌食源性疾病的分布特点

产气荚膜梭菌常污染的食物主要是含蛋白质的食品，如畜肉、鱼、禽肉类、豆浆等植物蛋白性食品。

中毒食品多为同批大量加热烹煮后在较高温度下长时间地（数小时）缓慢冷却且不经再加热而直接供餐的肉、鸡、鸭、鱼或其他菜肴及其汤汁。

产气荚膜梭菌引起的食源性疾病有明显的季节性，在夏、秋季高发。

产气荚膜梭菌多发生于集体用餐者中，或广泛散发于进食同一食品的人群中。

五、产气荚膜梭菌引起食物中毒的发病机制

产气荚膜梭菌在 43~47 ℃之间快速生长；当生长温度为 37~47 ℃时，其增代时间仅为 8 分钟。

产气荚膜梭菌按其产生毒素的种类分为 A、B、C、D、E 5 种类型，其中 A 型和 C 型与人类致病有关。

食源性疾病主要由 A 型菌株引起，通常因摄入未煮熟的肉制品或再加热不充分的肉汤而造成感染。

耐热性产气荚膜梭菌芽孢感染的肉、禽等生食品经烹制加热，因芽孢耐热，部分残留的芽孢会受到"热刺激"反而促进其发芽，在较高温度长时间储存（即缓时冷却）的过程中，芽孢发芽形成大量的繁殖体并生长、繁殖。

随着食物进入肠道的繁殖体容易再形成芽孢，同时产生肠毒素聚集于芽孢内，当菌体细胞自溶和芽孢游离时，肠毒素释放出来，引起中毒。

六、产气荚膜梭菌食源性疾病的临床表现

潜伏期一般为 8~24 小时，48 小时后症状缓解。

除老幼体弱者外，一般预后良好。

其临床表现主要有两种：

A 型菌引起的临床症状，主要表现为腹部痉挛性疼痛、胀气、腹泻，呕吐症状较少，不发热。

C 型菌引起的疾病较为少见，但症状比较严重，有剧烈腹痛、腹泻、肠黏膜出血性坏死，引起坏死性肠炎，病死率高达 40%。

七、如何预防产气荚膜梭菌食源性疾病

在不适合细菌增殖条件下储存食物。如在夏、秋季，注意食物应冷藏，避免在较高温度下长时间存放熟食。

避免食物容器、工用具交叉污染。避免熟食被生的食品污染，包括接触过生食的容器、手、砧板及其他厨具等污染；加工、烹饪人员应保持手部卫生，出现外伤应立即对伤口进行清创及消毒处理，避免直接接触食物。

烹饪食物过程应保证能彻底杀灭细菌。确保食物烧熟煮透，食品加工时中心温度达到 70 ℃以上。

食物煮熟后应尽快食用。未能尽快食用的食物应在 15~55 ℃温度范围内

迅速冷却，将其储存在 10～12 ℃温度范围内，食用前将食物重新加热至中心温度 70 ℃以上。

落实食品安全知识健康教育。加强对食品加工人员进行卫生知识的培训，是预防的关键。

（供稿：颜宇君；专业审核：陈建东）

第六节 预防变形杆菌食源性疾病

随着假期人们聚餐和在外就餐的频率增加,细菌性食物中毒发生的风险也在不断增加。

一、变形杆菌如何引起食源性疾病

首先,我们需要了解什么是变形杆菌。

变形杆菌是一种广泛分布于自然界的细菌,常见于土壤、水、垃圾、腐败有机物或动物的肠道内。所引起的食源性疾病是细菌性食源性疾病中较常见一种。

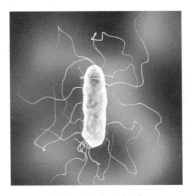

电镜下的变形杆菌

能引起中毒的食品主要以熟肉类、动物内脏和蛋类等动物性食品为主。

此外,凉拌菜、剩饭菜以及豆制品也易引起变形杆菌食源性疾病。

受污染的食物如在食用前未加热或加热不彻底,食用后即可引起感染。

夏、秋交替之际,是变形杆菌感染的高发季节,高温、潮湿的环境更是变形杆菌大量繁殖的温床。

餐饮服务单位或集体食堂如果卫生状况不佳,可污染熟制品,很容易造成变形杆菌属的污染、传播,甚至引起多人聚集性发病。

二、临床表现

变形杆菌食源性疾病可分为 3 种类型：急性胃肠炎型、过敏型组胺中毒和混合型中毒。

急性胃肠炎型：也是常见的类型。潜伏期一般为 3~15 小时，最短仅 1 小时，最长为 30~48 小时。主要表现为上腹部刀绞样疼痛和急性腹泻，伴有恶心、呕吐、头痛、发热（一般为 37.8~40.0 ℃）、全身无力等症状。腹泻一日可达数次至 10 余次，多为水样便，恶臭，少数带黏液。严重者也可致脱水或休克。病程较短，一般 1~3 天可恢复，很少有死亡。

过敏型组胺中毒：潜伏期一般为 30~60 分钟。主要表现为面部、胸部及全身皮肤潮红、眼结膜充血，并伴有头疼、头晕、胸闷、心跳与呼吸加快、血压下降等症状，有时可出现荨麻疹。病程多在 12 小时以内，水产品引起的中毒多属此类。

混合型中毒：同时出现上述两型的症状。

三、治疗原则

（1）以对症治疗为主。

轻症病例只需注意休息，充分补液，常在数小时内自行恢复。

（2）胃肠炎型中吐泻明显，伴有脱水休克或酸中毒等，可采用液体疗法。

过敏型者以抗组胺治疗为主，苯海纳明、氯苯那敏等均可选用，一般不需要应用肾上腺皮质激素者，亦无须给予抗生素。

（3）重症患者可选用抗生素治疗，如氯霉素、庆大霉素等。

四、如何预防变形杆菌食源性疾病

与其他细菌感染疾病一样，预防变形杆菌食源性疾病没有特殊性，都可以采取如下措施：

（一）保持良好的个人卫生习惯

勤洗手是最基本的预防措施之一。

餐前便后、接触土壤或动物后，都要记得用肥皂和流动的水充分洗手。

（二）注意食品贮存和加热，生熟分开

生鲜蔬果应妥善保存，避免与生肉以及其他可能受到细菌污染的食物接触。

冷藏食品的温度应保持在 4 ℃以下，烹饪食物时要确保内部温度达到 70 ℃以上，以杀灭变形杆菌。

处理生熟食品的工具、容器等也需要严格分开，防止细菌通过交叉使用的工具污染熟制品。

（三）加强食品安全意识

购买食品时要选择信誉好、未过保质期、包装完好的产品，并留意食品的储存方式、保存温度等，避免食用过期或保存不当的食品。

如果购买到生食或未煮熟的食品，特别是海鲜类，需再次加热确保食物熟透。

（四）保持环境卫生。

保持厨房、餐具、餐盘的清洁卫生，并加强室内、室外环境的清理与消毒。要定期清洗水槽、水龙头，以及使用砧板、菜刀等烹饪工具时应注意清洁卫生。

五、疑似发生变形杆菌食源性疾病的应对措施

（1）当出现腹痛、腹泻等疑似感染变形杆菌时，应立即停止食用可疑食物。

（2）尽快到正规医疗机构就诊，防止病情进一步发展。一般根据患者症状及时抢救和对症治疗。

（3）有条件时可保留部分可疑食物或患者的呕吐物作为后续检验的样品，如果是在外就餐，可保留消费票据或购买依据等。

（供稿：黄源钰；专业审核：陈建东）

第七节　冰箱所致生物性食源性疾病防控

一、勿把冰箱当"保险箱"

冰箱的低温环境对大多数细菌的繁殖有明显抑制作用，能推迟食品变质时间，但不会杀灭细菌，一些嗜冷菌在冰箱里仍可大量繁殖从而造成食品污染或变质。

冰箱常见污染细菌包括沙门氏菌、大肠埃希氏菌、金黄色葡萄球菌，以及被称为"冰箱杀手"的单增李斯特菌等。通常食用了冰箱中被污染或不新鲜食品后容易出现恶心、呕吐、腹痛、腹泻、头晕或发热等胃肠炎症状。危险人群包括孕妇、婴幼儿、老人以及免疫力低下人群，需注意食物要彻底加热再食用。

冰箱食品"智慧存"：
（1）冰箱里不要储存大量食物，存放时间不要过长。
（2）定期清洁冰箱，保持冰箱内部清洁卫生。
（3）冰箱储存食品需分类处理，分别包装、密封后再放进冰箱。
（4）冰箱内生熟食品要分开，应分层存放，熟食放在上层，生肉、禽蛋等生食应放下层。
（5）冰箱内的熟食取出后需加热再食用。
（6）生食的蔬菜、水果，如黄瓜、番茄、草莓、苹果等宜用保鲜袋装起来再冷藏。

二、你家冰箱真的干净吗？

要了解一个人最快的方式，除了翻朋友圈，还可以去翻他家的冰箱。有人的冰箱塞得满满的，有人的冰箱则空荡荡的，情况各不相同。

很多人会使出浑身解数，恨不能把超市的食品整体搬进自家的冰箱。看着满满当当的冰箱，满足感和安全感油然而生。为什么会有安全感？低温储存可以防止病菌滋生，食物不易腐败变质，品质有保证且保存时间更长。

但是，你的冰箱有你想象中的那么干净吗？

读者可能会有点儿困惑，冰箱里温度那么低，难道还冻不死细菌吗？

自然界中,有一群意志力顽强的细菌,叫作"嗜冷菌",是在0~25℃低温下生长的细菌。吃了受到它们污染的食物,会导致"冰箱病",引起腹泻、腹痛或肠胃疾病的不良反应。

冰箱中常见的5种致病菌:

(1)李斯特菌:感染严重的可引起脑膜炎和败血症甚至危及生命。

(2)耶尔森菌:临床表现以发热、腹痛和腹泻(水样便或血样便)为主。

(3)金黄色葡萄球菌:产生的肠毒素导致以呕吐为主要症状的急性胃肠炎。

(4)大肠埃希菌:引起急性胃肠炎,肠出血型大肠埃希菌感染严重可引起溶血性贫血、血小板减少、急性肾衰竭。

(5)霉菌:有的可污染食品产生毒素,主要表现为慢性中毒,有致癌、致畸、致突变作用。

那么,如何安全地度过清凉一夏呢?

(1)生熟、荤素要分类分层存放,肉蛋类与果蔬类要分层存放,避免交叉污染。

(2)大块肉类要先切分成小块,再用保鲜袋或保鲜盒包装好后放入冰箱。

(3)储存时间要因食材而异,详见下表。

食物种类	冷藏(4℃)	冷冻(-18℃)
蛋类		
鲜蛋	3~5周	不可冷冻
熟蛋	1周	不可冷冻
畜肉		
猪、牛、羊肉	3~5天	4~6月
内脏	1~2天	3~4月
禽肉		
鸡肉	1~2天	9月
鸡杂	1~2天	3~4月
奶类及奶制品		
牛奶	5~6天	
酸奶	7~10天	

（续表）

食物种类	冷藏（4℃）	冷冻（-18℃）
鱼类		
新鲜鱼	1～2 天	6～8 月
熏制鱼	14 天	2 月
虾、贝类	1～2 天	3～6 月
花生酱、芝麻酱	已开罐 90 天	

（4）避免塞得过满，要留有空间，利于空气流通。

（5）定期整理清洁冰箱。

冰箱五步清洁法，如下图。

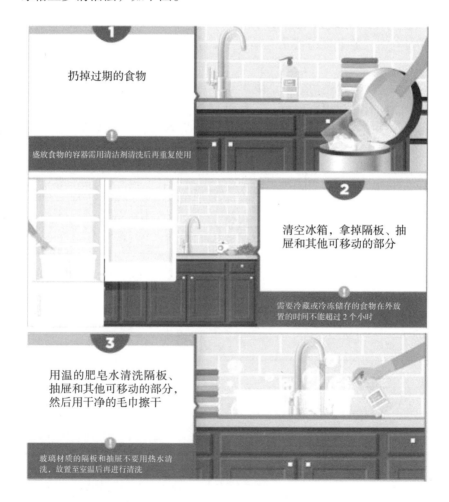

第二章 生物性食源性疾病防控

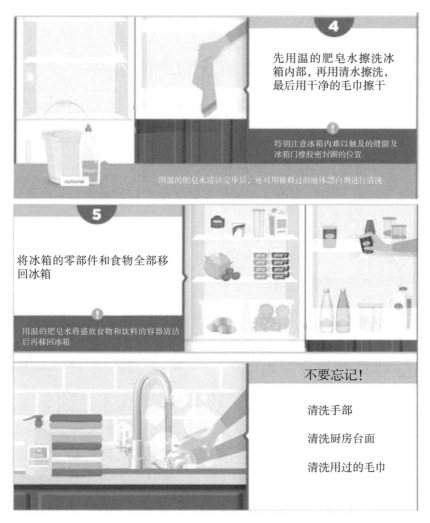

眼看着夏天就要来了,赶紧动手清洁自家的冰箱吧。
祝大家度过清凉健康,只吃不胖的美好夏天。

(供稿:王安娜)

第八节 预防冰箱里的冷酷杀手——单增李斯特菌感染

1985 年，美国 52 人因食用被单增李斯特菌污染的干酪而死亡。

1998 年，美国有 21 人因食用被单增李斯特菌污染的热狗和熟肉制品而死亡。

2011 年，因食用被单增李斯特菌污染的香瓜，美国 30 个州近 150 人感染，30 人死亡，1 名孕妇流产。

2018 年，我国温州一孕妇因食用冰箱中的苹果而感染单增李斯特菌导致胎死腹中。

热狗、奶酪、哈密瓜、苹果，这些都是吃货的最爱，还能愉快地吃吗？

一、李斯特菌病严重吗？

患者通常会在进食受污染食物后 3～70 天（一般为 21 天）出现腹泻、发热、头痛、肌肉痛，严重者会出现败血病和脑膜炎。

孕妇需要特别留意，即使感染后症状可能较轻微，但细菌可能透过胎盘，导致流产、死胎、围生期败血病和初生婴儿脑膜炎。

主要影响人群：孕妇。

二、单增李斯特菌到底是何方神圣，危害如此之大

"冰箱杀手"——单增李斯特菌，是一种人畜共患病的病原菌，耐受力强，在 -20℃下可存活一年，在 4℃的环境中仍可生长繁殖。单增李斯特菌普遍存在于自然界中，人和动物食入被该菌污染的食品后可引发李斯特菌病。

根据我国监测数据提示，以下几种食品是感染单增李斯特菌的主要食品：

第一，冰激凌。由于家庭的冰箱里各种食物生熟混放，很容易隐藏单增李斯特菌，自制冰激凌尤其容易受到污染。

第二，蔬菜水果沙拉。如果生食的蔬菜、水果清洗不干净，单增李斯特菌就容易直接被吃进肚子。

第三，熟肉。熟肉店购买的烧鸡、烤鸭、叉烧等，室温放置几个小时，买回来直接吃，也可能把单增李斯特菌吃进肚子。

以上这些食物都是吃货的最爱，如果不能吃了，吃货的人生还有什么乐趣？

不要怕，单增李斯特菌虽然不怕冷，但是怕高温呀。

世界卫生组织告诉你，对健康成人和儿童来说，只要遵守食品安全五大要点就不用怕它了。

三、食品安全五大要点

（1）保持清洁。

（2）生熟分开。

（3）烧熟煮透：再次加热要彻底。

（4）安全温度：严格遵守食品标签上的贮藏时间和贮藏条件，即便是冰箱也不能过久地储存食物。

（5）安全原料：使用安全的水和食材制作食物，不吃超过保质期的食物。

孕妇要更加严格地管住嘴，不吃自制冰激凌，慎吃沙拉和凉拌菜，记得买回来的熟肉要彻底加热后再吃。

总之，食用前煮熟、煮透是很好的杀灭单增李斯特菌的方法。

（供稿：梁骏华）

第九节　预防米酵菌酸毒素中毒

南方由于雨水频繁、高温潮湿，河粉、肠粉、粿条、凉皮等湿米粉，以及泡发的银耳、木耳等食品，容易受椰毒假单胞菌污染而产生米酵菌酸毒素，食用后引发米酵菌酸毒素中毒的风险增大。

大家还记得早前曾上微博热搜的鸡东县的酸汤子中毒事件吗？

2020年10月5日，黑龙江鸡东县发生了一起食物中毒事件，一家9口人在家中聚餐时因食用自制"酸汤子"引发中毒，至10月19日经多方抢救，最终食用者全部死亡。

调查显示，这起食物中毒的罪魁祸首就是米酵菌酸毒素。

广东也发生过两例因米酵菌酸毒素食物中毒事件。

2020年5月，东莞市发生一例因食用黑木耳中毒身亡的案例，中毒原因是米酵菌酸毒素。

2020年7月28日，揭阳市惠来地区也发生了一起因食用河粉（粿条）导致的食物中毒事件，11人中毒，1人死亡，导致中毒的也是米酵菌酸毒素。

发生米酵菌酸毒素食物中毒者临床症状严重，并且病死率高。

调查显示，米酵菌酸中毒案例多发生在每年5—10月份的夏、秋季。

2010—2022年，全国已发生此类中毒事件14起，造成84人中毒，37人死亡，教训极其深刻！

一、认识米酵菌酸毒素

那么，多起事件的"罪魁祸首"米酵菌酸毒素到底是什么东西？

它来自哪里？怎么产生？如何预防？怎么治疗？

米酵菌酸毒素是椰毒假单胞菌酵米面亚种产生的，这种细菌在自然界普遍存在。椰毒假单胞菌酵米面亚种容易在偏酸（pH5～7）、温度为25～37℃的环境中滋生，特别是高温、潮湿的夏、秋季非常适宜这类细菌繁殖，那些潮湿不透气的厨房、生产车间都是它繁殖的温床。

二、米酵菌酸毒素的特性

（1）毒性强，致死率高。中毒者的病死率高达40%～100%。进食后即可引起中毒，对肝、肾、心、脑等重要器官均能产生严重损害。

（2）耐热性极强。即使100℃的水加热1小时或用高压锅蒸煮也不能破坏其毒性。

（3）临床上没有特效解毒药。如果中毒剂量大，只能依靠血液透析解毒，医疗花费大。

（4）致病迅速，症状严重。由于中毒是因毒素摄入所致，因此病例潜伏期短（0.5～12小时），进食危险食物者在短时间内集中发病。潜伏期的长短与进食危险食物量有关，吃得越多，症状越严重。

三、引起米酵菌酸中毒的食物有哪些

容易引起米酵菌酸中毒的食品在制作过程中有一个共同点，即都需要经过长时间发酵或泡发，特别是温、湿度合适的夏、秋季，细菌易污染、增殖而导致中毒事件频发。引起米酵菌酸中毒的食物主要有以下两类：

（1）谷物发酵制品和薯类制品。

谷物发酵食品：河粉、肠粉、酸汤子、吊浆粑、年糕、玉米淀粉等。

薯类制品：粉条、甘薯面、宽粉、红薯淀粉等。

米、粉类食物在制作过程中，如果环境不卫生、原料变质、存储不当（如泡发过久）、存储环境潮湿都有可能被污染。

（2）木耳和银耳。

天热的时候，南方的朋友喜欢喝清爽的银耳糖水，北方的朋友喜欢吃爽口的凉拌黑木耳。但需要注意的是，这两种食品也容易造成米酵菌酸中毒。因为适宜的温度、充足的水分，泡发后的银耳、木耳未能及时食用而放置在温湿环境中，长时间细菌便会严重滋生，进而导致米酵菌酸食物中毒发生。

四、米酵菌酸中毒有哪些症状

（一）潜伏期

发病急，进食后一般在0.5～12小时后发病。

（二）中毒症状

轻者上腹部不适、恶心、呕吐（呕吐物为胃内容物，重者呈咖啡色样物）、轻微腹泻、头晕、全身无力。

重者出现黄疸、肝肿大、皮下出血、呕血、血尿、少尿、意识不清、烦躁不安、惊厥、抽搐、休克，一般无发热。

五、米酵菌酸中毒的救治措施

（1）催吐排出胃里毒素：有进食米酵菌酸高危食物史，在潜伏期内出现以上症状，怀疑米酵菌酸中毒应第一时间用筷子或手指刺激咽喉部催吐，将刚吃进去的食物呕出。

（2）采样送检：用干净容器装呕吐物和剩余食物，放置在冰箱或有保温功能的带有冰袋的容器（泡沫箱）中，盖好备查。

（3）及时转至医疗机构就诊，告诉医生有进食米酵菌酸毒素中毒的高危食物史。

有条件的医疗机构应及时对患者进行洗胃，同时注意保存洗胃液。

将洗胃液、呕吐物、剩余食物及患者全血送至专业机构，定量检测米酵菌酸含量。

明确诊断后，可结合临床症状对患者进行血液透析治疗，并根据病情轻重予以对症治疗。

六、如何预防米酵菌酸中毒

（1）不要制作、食用酸汤子等酵米面类高危食品；泡发银耳、木耳应即泡即用，不食用浸泡过久的黑木耳或银耳，保持食物材料新鲜。

（2）从正规渠道购买食物，购买的河粉、粿条应及时食用，建议当天吃完。

（3）谷物食品储藏于阴凉通风环境，注意防潮、防霉变。

（4）有不适症状要及时停止食用可疑食物，尽快催吐，及时就医，采取洗胃和护肝等临床治疗措施。

国家卫生健康委员会针对米酵菌酸中毒发布健康提示：

虽然通过挑选新鲜的、无霉变的原料，勤换水能减少致病菌污染的机会，但为了保证生命安全，最好的预防措施是不制作、不食用发酵米面类食品，比如酸汤子、无明显标识的不新鲜河粉等。

了解"广州疾控 i 健康"公众号更多关于椰毒假单胞菌酵米面亚种污染米粉类食物致米酵菌酸毒素中毒的相关科普知识，可打开如下链接：

1. 9人食用，8人身亡，关于米酵菌酸你需要知道的

https://mp.weixin.qq.com/s/FhrbqpW1eIe7OZvmSaGImw

2. 不就是嗦个粉，怎么就中毒了呢？

https://mp.weixin.qq.com/s/maMeBbAOhMXR-5ZVdFqrng

3. 健康提示｜吃河粉会食物中毒？其实你需要知道的还有这些内容

https://mp.weixin.qq.com/s/kte-eiQsy4mPNJYApjLFhg

4. 国家卫生健康委员会发布慎吃长时间发酵的酵米面类食品的提示

https://mp.weixin.qq.com/s/cldyfHkq_NSYyTzK0VVr7Q

备注：本科普文章获得广东省第二届科普大赛图文类三等奖。

（供稿：陈汝婷；专业审核：陈建东）

第十节　预防米酵菌酸毒素中毒宣传

一、海报：过期湿米粉也会要人命

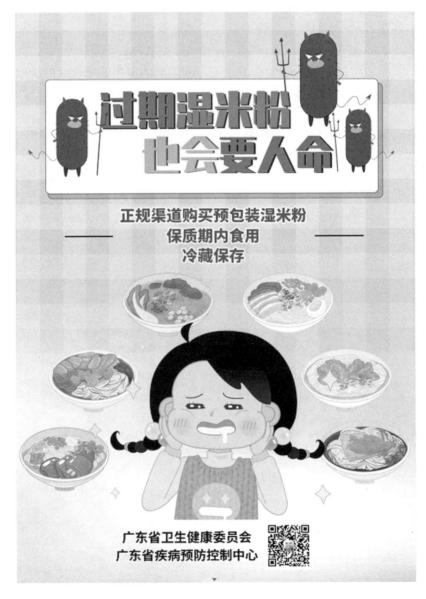

二、折页：不就嗦个粉，怎么就中毒了呢？！

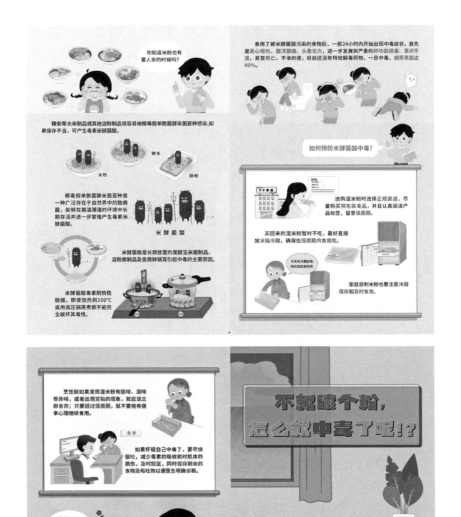

（供稿：卢玲玲）

第十一节　肉毒毒素中毒防控

> 当心！"它"不仅能美容，还能致食物中毒！
> 来来来，一起玩个"我说你猜"吧
> ⇩
> 爱美人士不陌生，
> 美容广告常见"它"身影，
> 除皱、瘦脸效果棒棒哒！
> "它"是什么呢？
> 公布谜底啦～
> 没错！它，就是肉毒杆菌。
>
> 大家是否知道
> 肉毒杆菌也会引起食物中毒呢？

近日，广东省疾病预防控制中心发布紧急提醒：家庭自制发酵食品和腌制食品往往是引起肉毒毒素中毒的"元凶"，仅2024年7月，广东就发生了两起疑似肉毒杆菌中毒事件。

现在，让我们一起揭开肉毒杆菌的真相吧。

肉毒杆菌到底是什么？

肉毒杆菌是肉毒梭状芽孢杆菌的简称，也称肉毒梭菌。

在厌氧环境中，肉毒杆菌可产生一种强烈的外毒素，即肉毒毒素。

肉毒毒素有"毒素之王"的称号，仅仅 0.0000001 g 就能要了一个成年人（以 50 kg 体重计算）的性命，它的毒性大概是砒霜的 1000 万倍，只需要大约 1 kg 就能带走地球上一半的人类。

看来，肉毒杆菌没有我们想象的简单，而且还十分厉害！

一、哪些途径可以接触到肉毒杆菌

（1）食源性，也就是通过食物。

（2）通过伤口或者呼吸道。

（3）医源性，比如在美容整形中过量使用肉毒毒素。

二、可导致肉毒杆菌中毒的食物

包括以下三类。

（1）家庭自制发酵食品和腌制食品，往往是引起中毒的"罪魁祸首"，如腌肉、腊肉、泡菜、豆豉、豆瓣酱、腐乳、臭豆腐。

（2）不新鲜的鱼、猪肉、猪肝，以及制作不良的罐头食品、瓶装食品和冷藏食品。

（3）对于小宝宝来说，蜂蜜也是危险因素。因为蜜蜂在采集花粉酿蜜的过程中，也可能会把被肉毒杆菌污染的花粉和蜜带回蜂箱，致使蜂蜜中可能含有肉毒杆菌及其芽孢。

1岁以内宝宝的肠道屏障功能发育尚不完善，不能抑制肉毒杆菌的繁殖，为了安全起见，还是不要给他们喂食蜂蜜。

肉毒杆菌只能美容吗?如若食物中毒危害可不小
2022年8月23日 肉毒杆菌本身并不会导致中毒，有毒的是它产生的肉毒毒素，我国大多数肉毒杆菌食物中毒都是A型引起的，主要为神经性中毒。吃了含有肉毒素的食物后，毒素可被胃肠道吸收，中毒后会导致…
科学辟谣

女子吃自制臭豆腐,重度中毒住进ICU
2022年6月18日 不当的制作方式导致其产生了肉毒杆菌，肉毒杆菌中毒以食用自制发酵制品居首位，而肉毒素则是导致肌肉神经麻痹，出现相应症状的直接原因。医生建议尽量不吃自制发酵制品，如豆瓣酱、…
青瞳视角

肉毒杆菌中毒!女孩吃变质零食进了重症监护室
2021年7月28日 "肉毒杆菌食物中毒，就是因为吃了含有肉毒杆菌外毒素的食物引起的中毒性的疾病。西安交大一附院神经内科主治医师陈晨：肉毒杆菌中毒严重时可以导致呼吸肌的无力，导致呼吸困难、气短…
看看新闻Knews

美容院极力吹捧的肉毒杆菌不小心吃进嘴里会怎样?
2020年9月9日 这肉毒杆菌中毒听起来好可怕，伤人于无形，高人指点几招呗! 加工卫生 保持食材干净、生熟分开、厨房干净清洁，能最大程度避免肉毒杆菌及其芽孢污染。自制发酵食品时选择食材原料、…
澎湃新闻客户端

22岁女大学生吃小零食肉毒杆菌中毒一度生命垂危
2021年7月23日 据悉，肉毒杆菌食物中毒，是因进食含有肉毒杆菌外毒素的食物而引起的中毒性疾病。临床上以恶心、呕吐、中枢神经系统症状（如眼肌、咽肌瘫痪）为主要表现。如抢救不及时，病死率较高。肉毒杆菌在密封腌制食物中具有极强的生存能力，一些安全…
人民资讯

医生提醒:肉毒杆菌中毒死亡率高 夏季炎热注意饮食卫生
2021年7月22日 据悉，肉毒杆菌食物中毒，是进食含有肉毒杆菌毒素

三、肉毒杆菌中毒的临床表现

肉毒杆菌中毒与一般食物中毒不同，以运动神经麻痹的症状为主，而胃肠道症状少见。

潜伏期数小时至数天，一般为12~48小时，短者2~6小时，长者8~10天，潜伏期越短，病死率越高。

早期表现为头痛、头晕、乏力、走路不稳，以后逐渐出现视力模糊、眼睑下垂、瞳孔散大等神经麻痹症状。

重症病人则首先表现为对光反射迟钝，逐渐发展为语言不清、吞咽困难、声音嘶哑等。严重时出现呼吸困难，常因呼吸衰竭而死亡。

美国报道肉毒杆菌中毒的病死率为5%~10%。如果及时诊断和治疗，包括及早使用抗毒素和加强呼吸功能护理，大多数患者可康复，康复需要数月。

四、如何预防肉毒杆菌中毒

牢记三点，避免"中招"。

（1）注意罐头食品和腌腊食品的制作和保存。食品罐头的两端若有膨隆现象，或内容物色香味改变者，应禁止出售和食用，即使煮沸也不宜食用。

（2）不建议盲目自制食品（发酵或腌制食品等）。自制食品没有成熟稳定的标准，缺乏安全管控的措施，且谷类及豆类有被肉毒杆菌污染的可能，所以，如果没有成熟、安全、可靠的自制食品条件和经验，不建议盲目自制食品。

（3）彻底杀灭病原菌。食用食品前高温加热（如80℃ 10分钟或更长时间）可以降低肉毒毒素中毒的风险。禽畜肉类食品的烹调建议要煮熟煮透，未达到充分加热的食品千万不要食用。室温放置的熟肉制品再次食用，应充分加热。冷冻熟食品应彻底解冻后经充分加热才能食用。

五、食源性肉毒杆菌中毒的诊断依据

（一）疑似病例

10天内有危险食物进食情况，临床出现眩晕、复视或视力模糊、对光反射消失、吞咽困难、语言不清、呼吸困难、口干、虚弱、呼吸麻痹、下行性及双侧迟缓性麻痹者，应考虑肉毒毒素中毒。

（二）确诊病例

在患者的血清、粪便、胃内容物或可疑食物中检出肉毒毒素，或自患者胃内容物、粪便中培养分离出肉毒杆菌可确诊。

可疑食物中检出肉毒杆菌有助于诊断，因为肉毒杆菌芽孢广泛存在于环境中，而可疑食物中检出肉毒毒素更有诊断意义。

典型的食源性肉毒杆菌中毒患者只在短期内排出肉毒毒素，随后患者血清检测结果就可能为阴性，因此不能根据血清检测结果排除肉毒毒素中毒。对病例粪便厌氧培养后的毒素检测方法可提高检出率。

六、治疗肉毒毒素中毒

目前，主要采用抗毒素被动免疫治疗。

关键是尽早、足量应用特异性肉毒抗毒素治疗，只要临床诊断明确，应立即使用，不必等待实验室检查结果。

若毒素分类未定，可用"A+B+E"型混合多价肉毒抗毒素血清。

若已确定毒素型别，则用同型抗毒素治疗。

必须在脑神经损害症状消失、肌力恢复正常后才能停药。

密切监护与改善呼吸功能及加强支持治疗是降低病死率的关键。

最后，一定要注意：一旦怀疑是肉毒杆菌中毒，立即到医院就诊，不可拖延时间，时间就是生命！

（供稿：黄翠怡、林浩涛；专业审核：陈建东）

第十二节　炭烤生蚝虽美味，进食需谨慎
——预防诺如病毒食源性疾病

一、诺如病毒流行过程

诺如病毒胃肠炎患者及病毒携带者是传染源，主要传播途径有以下几种。

（1）粪口传播：主要传播途径。生蚝属滤食性动物，滤水取食时消化道组织对诺如病毒有蓄积和富集作用。当生蚝受到污染时，若生食或进食未熟的生蚝可感染发病。

（2）接触传播。易感者通过接触感染者或被诺如病毒污染的物体或表面而发病。

（3）空气传播。患者呕吐物或腹泻物干化后，病毒颗粒随灰尘形成"气溶胶"，散布空气中，经呼吸道进入人体而发病。

对诺如病毒，人群普遍易感。

二、进食生蚝为什么会导致诺如病毒感染

（1）生蚝在广州地区的受欢迎程度高。在夜市和美食街上，永远少不了炭烤生蚝。生蚝被认为有健脑益智、滋阴补肾、美容养颜等功效与作用，因而深受人们喜爱。

（2）我国贝类中诺如病毒污染较为普遍，地区、季节、贝类品种等因素均对病毒污染存在显著影响。

贝类中诺如病毒污染特点：

贝类中诺如病毒总检出率达15%，华南地区检出率高于华北和华东地区，达19%；华南地区检出率随气温升高检出率下降，冬、春、秋和夏季病毒检出率分别为25%、16%、12%和10%；不同品种贝类的病毒污染同样存在差异，其中，牡蛎（Ostreidae）（16%）、贻贝（Mytilus edulis）（10%）和蛤（9%）中病毒检出率居前三。

（3）生蚝烤制的中心温度、时间，无科学测量手段，食品安全难控制。

（4）烧烤摊（店）生意火爆时，存在可能缩短烤制时间的主观因素；烧烤炉内木炭热力分布不均，生蚝壳厚薄不均，致使烤制温度难控制、不易熟透。

（5）烤制过程脱水，蚝体缩小影响卖相，一般烤制不太熟透。

在烤制过程中，生蚝的中心温度和加热时间若不够杀灭诺如病毒，容易造成食用后感染！

美国食品药品监督管理局（FAD）的指南表示，生蚝需要在中心温度达到63 ℃，并保持15秒以上才能杀死诺如病毒！

若根据欧盟食品安全局（EFSA）的指南建议，生蚝在中心温度达到90 ℃并保持1分钟以上则更为安全！

三、诺如病毒典型患者临床表现与治疗措施

临床主要表现为恶心、频繁呕吐、腹痛、腹泻、头痛、发热、畏寒、肌肉酸痛等不适。

尚无特效药，临床以对症治疗为主。

（1）多数患者发病后症状轻，无须治疗，休息2～3天即可康复，可口服糖盐水或补液盐补充呕吐和腹泻消耗的水分。

（2）婴幼儿、老人，如因频繁呕吐或腹泻，出现脱水等较严重的症状时，应及时就医治疗。

（3）感染者需要进行居家隔离至症状完全消失后72小时。

四、社区群众如何安全进食炭烤生蚝

为避免因进食生蚝导致诺如病毒感染，应采用如下预防之策：

吃烤蚝前：①摊档应有有效营业证照；②从业人员应有健康证；③观察烤制环境和生蚝的卫生状况；④叮嘱店主生蚝烤熟透。

吃烤蚝时：①关注生蚝是否干净新鲜、有无异味；②生蚝是否充分熟透（生蚝中心已熟透是重点）。

吃烤蚝后：①有严重呕吐、腹泻、腹痛等不适应及时就医；②避免过分担心。

五、疾控机构应如何防控诺如病毒食源性疾病

（1）尽力查清诺如病毒聚集性感染事件流行因素和危险食物，及时控制

疾病传播范围。

（2）对病例呕吐物、排泄物做好消毒处理。

（3）对病例的密切接触者采取医学观察等预防性措施。

（4）做好现场处理和病人救治人员的个人防护措施。

（5）对已受感染的食品加工人员，采取强制性暂时脱离接触食品岗位的措施。

（6）立即纠正食品加工企业或饮食服务单位可能存在的引起疾病暴发的不当操作（烹饪/加工）的危险行为。

（7）针对调查发现可能的传播途径，有针对性地加强健康宣教工作。

知识链接

如果周围有人感染诺如病毒后呕吐了，地上的呕吐物要怎么处理？

分四步走：

第一步：疏散！通风！

（1）疏散无关人员远离呕吐物污染区，避免接触和气溶胶吸入。

（2）若呕吐物在室内则注意开窗通风。

第二步：处理前准备。

清洁人员注意做好个人防护，佩戴好橡胶手套、隔离衣、一次性帽子、外科口罩和防水鞋套。

第三步：包裹呕吐物。

（1）用消毒干巾覆盖包裹呕吐物。

（2）作用30分钟。

（3）将包裹呕吐物的消毒干巾放入双层垃圾袋（无须浸泡消毒液）。

第四步：消毒抹布擦拭。

（1）抹布完全浸泡在消毒剂中（有效氯含氯≥5000 mg/L）。

（2）取出抹布将呕吐物完全覆盖包裹。

（3）小心将包裹移除到装有配好消毒液（浓度同上）的垃圾袋中。

（4）最后将抹布浸泡30分钟后废弃。

如果呕吐物沾染了衣物或者其他物件（桌椅、墙面等）怎么办？

分四步走：

第一步：清理擦拭。

（1）根据周围条件，尽量做好个人防护（戴手套、口罩）。

（2）用消毒湿巾清理呕吐物。

第二步：污染衣物处理。

（1）小心脱下被污染的衣物，避免二次污染。

（2）将被污染的衣物在有效氯含氯 500 mg/L 的消毒液内浸泡 30 分钟。

第三步：污染物件处理。

（1）使用有效氯含氯 ≥ 1000 mg/L 的消毒液对污染的桌椅、墙面等擦拭。

（2）对呕吐物周围 2 米范围内擦拭两遍，消毒作用时间不少于 30 分钟。

第四步：事后消毒。

（1）最后用清水擦拭（拖）干净物件。

（2）处理清洁用具和个人防护用具。

（3）注意进行彻底的手部清洁消毒。

三种含氯商品配备成有效氯浓度 500 mg/L 的含氯消毒剂方法

第一种：84 消毒液

（1）要求标签上注明有效氯含量 5%。

（2）按消毒液和水的比例为 1∶99 稀释后使用。

第二种：消毒粉

（1）要求标识有效率含氯 12%，20 g/包。

（2）1 包消毒粉加 4.8 L 水溶解后使用。

第三种：含氯泡腾片

（1）标签上注明有效氯含量 500 mg/片。

（2）1 片泡腾片加 1 L 水溶解后使用。

备注：本科普文章获得第四届南方健康科普大赛优秀奖。

（供稿：陈钰良；专业审核：陈建东）

第十三节 吃鱼生，小心肝吸虫盯上你！
——肝吸虫感染防控

很多人都喜欢生鱼片的鲜嫩美味，殊不知生吃鱼片极易感染肝吸虫病，从而损伤肝脏。

据文献报道，肝吸虫感染者患肝胆管癌的风险是正常人的 4.5 倍，患肝硬化、肝癌的风险也成倍增加。

而在珠江三角地区，生食或半生食淡水鱼已经成为一种饮食时尚，因此该地区的肝吸虫感染率也普遍高于其他地区。

下面回答与肝吸虫病相关的几个问题。

一、什么是肝吸虫病

肝吸虫病是由肝吸虫寄生在人或哺乳动物肝胆管内所引起的一种寄生虫病。

成虫在肝胆管内寄生，虫体的机械性损伤和分泌物、代谢产物刺激使胆管上皮细胞脱落、增生、管壁增厚，进而引起急性或慢性胆囊炎、胆结石，肝功能损害，严重的可导致肝硬化、肝癌。

二、肝吸虫病会出现哪些临床症状

肝吸虫病一般分为急性者和慢性者：急性者会出现寒战、高热、肝脾肿大、肝区压痛及黄疸。慢性者大部分肝吸虫感染者早期没有明显症状，经过几年后才逐步表现出来。

最常见为消化道症状，如胃纳差，恶心，上腹部饱胀不适，肝区隐痛，腹泻或便秘，消瘦、疲倦，重症患儿生长发育障碍，可出现侏儒症。

三、怎样就会感染肝吸虫病

肝吸虫病患者或宿主动物将含有虫卵的粪便排入鱼塘，被鱼塘中的淡水螺吞食，卵内的毛蚴在螺肠内孵出，发育成尾蚴，尾蚴离开螺体在水中游动，遇到淡水鱼、虾便侵入其体内，发育为囊蚴。

当人们吃了含有肝吸虫活囊蚴的淡水鱼、虾时，如鱼生、鱼生粥、未煮熟的鱼片及未烤熟的鱼肉或野生小鱼等，就有可能感染肝吸虫病。

四、如何知道是否感染肝吸虫病

如果怀疑自己感染了肝吸虫病，一定要到当地医院做粪便检查找虫卵或血液检查肝吸虫抗体，就能知道自己是否真的中招了。

五、怎样预防肝吸虫病

肝吸虫病是一个可预防的疾病，爱吃鱼生、虾生的朋友要注意以下几点：
（1）改变个人不良饮食习惯，不吃鱼生、虾生，防止"虫从口入"。
（2）切鱼、虾的砧板、菜刀和其他器皿，要生熟分开洗净，防止交叉污染。
（3）常吃鱼生、虾生者，应及时检查治疗，减少危害。

六、如何治疗肝吸虫病

万一中招，感染了肝吸虫病，记得到当地医院门诊部就医，首选药物为吡喹酮，其次为阿苯达唑，记得要按医嘱服用。

（供稿：陈海燕）

第十四节　说说黄鳝那些事——预防颚口线虫食源性疾病

黄鳝柔若无骨、味道鲜美、肉厚质弹，在补充蛋白质的同时，还有一定的滋补功效。

不由得就想到《舌尖上的中国》里的啫啫煲：葱姜煸香，爆炒鳝段，香味从瓦煲里迸发出来，听到"啫啫"的爆响，口水不由得在嘴里开始打转。热气腾腾的"啫啫煲"令人垂涎，而冰镇鳝片也调动着不少人的味蕾。

然而，有两人在宴会上品尝了一道冰镇鳝片，几天后两人的皮肤上出现了几处肿块，更可怕的是肿块中时不时有东西在动。他们赶紧去医院检查，医生从肿块中取出了几条虫子，经检查是颚口线虫的幼虫。

一、这颚口线虫究竟是什么

颚口线虫是一种人兽共患的寄生虫，也是典型的食源性寄生虫。人类主要是通过生食或食用未煮熟的鱼、肉制品而感染。

颚口线虫病主要流行于东南亚和南美洲，病例常见于日本、泰国和越南，我国感染人数不多，但在浙江、上海、广西和广东也曾有报道。

二、颚口线虫有什么危害

患者早期出现食欲不振、恶心、呕吐、上腹痛等症状。

人是颚口线虫的非适宜宿主。幼虫在人体组织内游走移行并分泌毒素，虽无法发育为成虫，但可存活数年，损害部分几乎遍及全身各处，可引起皮肤型和内脏型颚口线虫病。

皮肤型主要表现在皮下游走性肿块，红肿，瘙痒，疼痛不明显。

内脏型颚口线虫病随寄生部位不同而异，除间歇性移行性肿块外，常出现急、慢性炎症，血液中嗜酸性粒细胞增多，等等。如侵犯眼球可引起眼痛、炎症、视力下降甚至失明，侵入脊髓和脑引起嗜酸性粒细胞增多性脑脊髓炎，甚至可引起死亡。

三、应该如何防治

人容易通过生食或食用未煮熟的含有颚口线虫第三期幼虫的中间宿主（黄鳝、泥鳅等淡水鱼类）和转续宿主（龟、蛙、蛇、蟹、鸡、猪、鸭、鸟等）而罹患颚口线虫病。

避免生食或食用未煮熟的鱼、肉制品是防治的基本措施。

烹饪时做到生熟食品分开加工，避免交叉污染。

如果怀疑感染了颚口线虫，要及时就医诊治，皮肤型患者可以通过手术取虫。

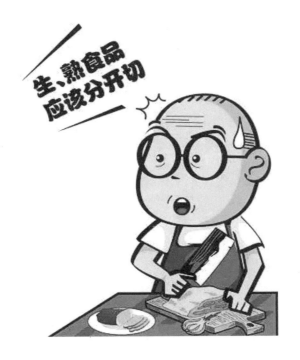

（供稿：许聪辉）

第三章　化学性食源性疾病防控

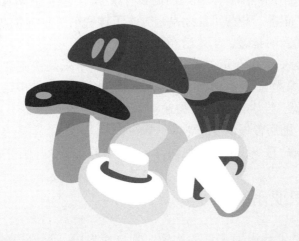

第一节 小心隔夜饭菜中的"隐形杀手"
——亚硝酸盐中毒防控

近日,《辽沈晚报》报道了这样一则新闻:

江苏一名宝妈早晨正准备叫宝宝起床,发现自己两岁大的儿子乐乐居然浑身皮肤发紫,活像个"紫人"!她连忙将孩子送往常州市儿童医院抢救,经检查发现,乐乐居然中毒了!可是家长一向注意宝宝的饮食,怎么会突然中毒呢?

"孩子早上起来突然吐了,浑身都是青紫色的,我们当时吓得魂都没了!"回想起孩子的经历,乐乐妈妈仍心有余悸。"我们后来发现餐桌上隔夜的薯条炸鸡少了很多,想想可能还是因为吃了这些东西才中毒的。"

经过医院的及时抢救,乐乐已经脱离了生命危险。

儿童医院的史医生介绍:"当时做检查发现,乐乐高铁血红蛋白分数达到40.7%,高出正常范围(<1.5%),临床症状符合亚硝酸盐中毒的表现。我们随即予以亚甲蓝、维生素C等药物输液解毒治疗。第二天乐乐皮肤青紫的情况就明显好转,随后慢慢恢复正常。"

原来让乐乐命悬一线的"罪魁祸首",竟是藏在隔夜炸鸡中的亚硝酸盐。

一、认识亚硝酸盐

亚硝酸盐是生活中很常见的物质,是自然界中一种普通的含氮化合物。自然界中的所有植物中都存在一定量的硝酸盐和亚硝酸盐,这个含量会随着蔬菜种类、蔬菜种植方式和储存方式的不同而发生改变,大家没必要谈亚硝酸盐色变。

亚硝酸盐属于食用化学添加剂大家族,物理特征无色无味,因类似食盐,常被误认为"食盐""碱面"使用,进而导致中毒。

亚硝酸盐常作为食品添加剂,常用于肉类制品保鲜、增加食物风味,比如肉类罐头、腌制香肠等。因为它可以抑制肉毒杆菌毒素的产生,从而降低肉毒杆菌中毒的风险,它还能防腐、提高风味和美化颜色,让肉质看起来更新鲜。

但是,亚硝酸盐还是一种强氧化剂,在机体摄入亚硝酸盐后,它会和血液中的血红蛋白结合,从而将氧合血红蛋白变成了高铁血红蛋白,导致其失去固有的携氧能力,使身体各组织得不到氧气,就会慢慢出现缺氧问题,原本红润的皮肤就会发紫。

一般来说,成年人一次性摄入 0.2～0.5 g 亚硝酸盐即可引起中毒,3 g 可致死亡。长期饮用亚硝酸盐含量高的苦井水、蒸锅水,或长期食用亚硝酸盐含量较高的食品,均可引起亚硝酸盐中毒。

在我国,亚硝酸盐中毒事件每年均有发生,是化学性食源性疾病中发生中毒起数最多的。虽然亚硝酸盐导致中毒比较少见,但其中约有 1% 中毒者死亡,造成严重的疾病负担,给相关家庭带来不可挽回的损失。因此,要引起我们的警惕,学会预防亚硝酸盐中毒事件的发生。

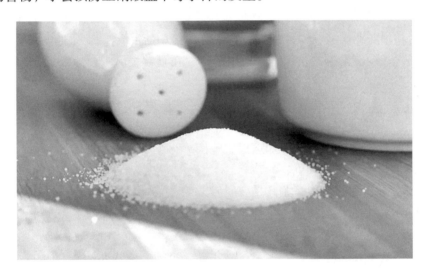

二、亚硝酸盐中毒常见原因

最常见的是"误用",将其当作食用盐摄入,或者一次性食用了含有大量亚硝酸盐的食物。

三、亚硝酸盐中毒的临床表现

主要表现是"发绀症"(即"紫绀症")。

患者的身体皮肤、黏膜、口唇、指甲会出现褐色、蓝褐色甚至蓝黑色,同时合并有头晕、胸闷、呼吸急促、心悸等。

严重者还可表现为恶心、呕吐,甚至心律不齐、烦躁不安、肺水肿、惊厥或抽搐、昏迷等，最后可因呼吸、循环衰竭而死亡。

四、亚硝酸盐还是致癌剂的前身

亚硝酸盐本身并不具有致癌性，但是亚硝酸盐在进入我们胃内之后，会和胃内的氨基酸形成致癌物亚硝胺，而亚硝胺是一种强致癌物。

因此说，亚硝酸盐既可以引起误食者急性中毒，也可以使长期进食富含亚硝酸盐的食物者致癌。

亚硝酸盐对人体健康危害如此之大，那么，我们应该如何预防亚硝酸盐导致的急性或者慢性中毒呢？

首先，亚硝酸盐远离烹饪环境，装亚硝酸盐的包装袋要有醒目标识，加强宣传和预防亚硝酸盐中毒的教育，预防与食用盐混合、误用。

其次，要清楚哪些食物富含亚硝酸盐，在日常生活中，建议少吃。

五、生活中常见的亚硝酸盐含量高的食物有哪些

（1）加工后的肉制品，如熏肉、腌肉、火腿肠、腊肠等。

（2）长期腌制的咸菜、腌菜。

（3）不新鲜的食物，尤其是变质腐败的蔬菜。

（4）家中的剩菜剩饭、各种凉拌菜，尤其是隔夜饭菜。

（5）在锅中反复煮过的蔬菜。

看到这里大家应该都明白，乐乐之所以变成了"紫人"，就是因为炸鸡等食品隔夜之后产生了大量的亚硝酸盐，乐乐贪嘴吃了炸鸡，导致机体缺氧中毒。医生提醒广大家长，夏季天气炎热，食物更容易变质产生亚硝酸盐。夏天应加强对孩子的监护，注意饮食卫生，一旦出现亚硝酸盐中毒症状，可催吐并饮用大量清水后继续催吐，反复多次之后立即就医。

都说预防才是最好的药，等生病了就晚了。

六、预防亚硝酸盐中毒的方法

（1）注意饮食卫生，不要进食不新鲜的肉类、蔬菜。

（2）剩饭剩菜应及时密封放入冰箱冷藏，在下次食用前要彻底加热。

（3）腊肉、酱卤肉等加工肉类应购买正规产品，且不宜长期大量食用。

（4）购买食盐要去正规超市，避免买到工业盐。

（5）经常摄入多样化的新鲜蔬菜，食用前煮熟煮透，尽量少吃凉拌菜。

备注：本科普文章获 2020 年度南方最具影响力健康科普作品图文类二等奖、2020 年度南方健康科普作品创作大赛健康科普作品图文类二等奖、2020 年度南方健康科普创作大赛贡献奖三等奖、广州市第十二届健康教育与健康促进学术交流活动征稿评比二等奖。

（供稿：陈建东）

第二节　甲醇中毒防控

民间有传"中国人喝酒一年能喝干 25 万个夏雨荷身旁的大明湖",这说法毫不夸张。

有调查数据显示,2015 年全国 36 个城市白酒消费者比例高达 22.97%,国人每年能喝掉 300 亿公斤左右的酒,相当于生生喝干 25 万个大明湖。喝干 25 万个大明湖的酒的国人,必须注意防止甲醇中毒!

一、甲醇中毒,触目惊心

(一)新闻一:四川泸州纳溪区发生一起食物中毒事件致 4 死,犯罪嫌疑人被采取刑事强制措施

"纳溪发布"微信公众号 2022 年 3 月 25 日消息,关于丰乐镇"3·23"事件,经公安机关立案侦查,已确定 4 名男性系误食醇基燃料致死,现已对犯罪嫌疑人罗某采取刑事强制措施,该案正在进一步侦办中。

经纳溪区公安分局调查:3 月 21 日,张某在丰乐镇石通村五社其弟家为其母亲办理丧事,聘请罗某(男,46 岁,丰乐镇人)操办"流水席"。3 月 20 日 18 时许,罗某在丰乐镇购买了五桶醇基燃料,运至张某其弟家的厨房中存放,作为燃料备用,未安排人员看管。3 月 21 日午餐前,邻居王某(男,43 岁,丰乐镇人)和梁某(男,34 岁,丰乐镇人)在张某其弟家的厨房中,把存放的醇基燃料误认为是食用白酒,装入容量为 10 斤和 5 斤的白色塑料酒壶,中午和晚上分别提供给客人饮用,致使部分食用者甲醇中毒,造成 4 人死亡,另有 13 人在医院接受观察治疗,暂无生命危险。

(二)新闻二:云南武定发生甲醇中毒事件

2018 年 4 月 30 日,云南武定县一家庭办丧事时,误将饭店用塑料桶装的醇基燃料当作白酒饮用,截至 5 月 10 日下午 4 时,累计报告中毒患者 24 例,其中死亡 3 人,继续住院治疗 6 人,治愈出院 15 人。根据武定县疾病预防控制中心的检测结果,该事件是一起因误食醇基燃料引起的急性甲醇中毒事件。

（三）新闻三：误信喝酒能抗疫，伊朗 27 人甲醇中毒身亡

2020年03月10日 15:52 来源于 财新网

伊朗至少有 331 人因误饮含甲醇的假酒而酒精中毒

【财新网】（记者 王自励）据伊朗卫生部通报，截至当地时间 3 月 9 日中午（北京时间 3 月 9 日晚间），伊朗单日内共新增 595 例新冠的确诊病例，全国累计确诊病例升至 7161 例。其中，当日新增死亡病例 43 例，累计死亡人数升至 237 例。

由于误信饮酒可以预防新冠，伊朗在 3 月 9 日还出现至少 331 起误饮含甲醇的假酒而酒精中毒的事件，其中至少 27 人因酒精中毒死亡。

到这里大家一定会问，假酒和真酒的差别到底是什么呢？为什么假酒能对人体造成这么大的危害呢？

二、什么是假酒

我们这里所说的假酒是用工业酒精勾兑成食用白酒销售的"酒"。工业酒精中含有甲醇，而甲醇是剧毒物质，饮用 4~6 g 就会使人致盲，10 g 以上就可致死。

甲醇的化学性质、物理性质，特别是气味、滋味、比重等和乙醇相似，仅凭感官鉴别难以区分。

甲醇中毒主要由摄入或接触含甲醇的制剂导致，血液检查提示血液中甲醇浓度超标即可证明甲醇中毒。

假酒饮用史或工业酒精接触史是甲醇中毒的重要证据。

如何鉴别酒中是否含有致命的甲醇呢？通常可以使用下列仪器。

（1）酒醇仪。

别看我小巧，我可是检测甲醇的一把利剑，只要能引起甲醇急性中毒的，我都能现场快速检测出来。

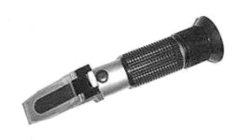

（2）酒醇速测箱。

我最大的本领是能完成蒸馏酒中 0.02% 以上甲醇含量的现场快速测定。

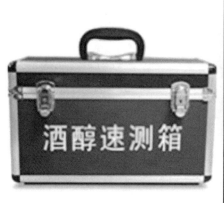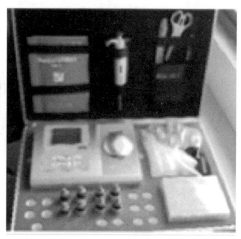

（3）品红-亚硫酸比色。

我是最漂亮的侦探，甲醇见到会我吓得浑身哆嗦，变成蓝紫色的"怪物"，哪怕是比较低的浓度，我只需要用分光光度计稍微测一下，就能知道其中甲醇的含量。

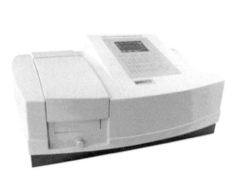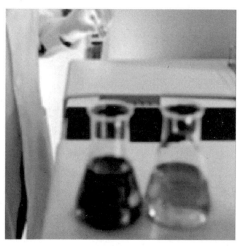

（4）气相色谱仪-氢火焰离子化检测器。

我是食品中甲醇含量测定领域的权威专家，能精准测定甲醇含量，我的绝技是能从酒精、蒸馏酒、配制酒和发酵酒中测出痕量（某种物质的含量在百万分之一以下称为痕量）的甲醇，任何一丁点儿的甲醇都逃不过我的法眼！

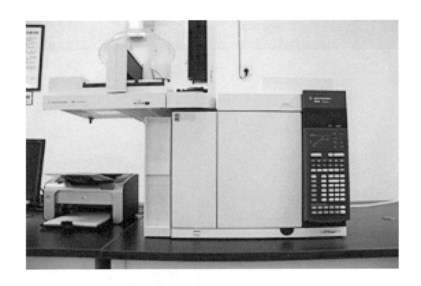

三、甲醇的主要毒性机理

(1) 对神经系统有麻醉作用。

(2) 甲醇经脱氢酶作用,代谢转化为甲醛、甲酸,抑制某些氧化酶系统,导致需氧代谢障碍、体内乳酸及其他有机酸积聚,引起酸中毒。

(3) 由于甲醇及其代谢物甲醛、甲酸在眼房水和眼组织内含量较高,导致视网膜代谢障碍,易引起视网膜细胞、视神经损害及视神经脱髓鞘。

四、甲醇中毒的主要临床症状

(1) 局部刺激症状:吸入甲醇蒸气可引起眼和呼吸道黏膜刺激症状。

(2) 中枢神经症状:患者常有头晕、头痛、眩晕、乏力、步态蹒跚、失眠、表情淡漠、意识混浊等症状。重者出现意识蒙眬、昏迷及癫痫样抽搐等。严重口服中毒者可有锥体外系损害的症状或帕金森综合征。

(3) 眼部症状:最初表现眼前黑影、闪光感、视物模糊、眼球疼痛、畏光、复视等。严重者视力急剧下降,可造成持久性双目失明。

(4) 酸中毒:二氧化碳结合力降低,严重者出现发绀,呼吸深而快。

(5) 消化系统及其他症状:患者有恶心、呕吐、上腹痛等,可并发肝脏损害。口服中毒者可并发急性胰腺炎。

(6) 严重急性甲醇中毒出现剧烈头痛、恶心、呕吐、视力急剧下降,甚至双目失明、意识蒙眬、谵妄、抽搐和昏迷。最后可因呼吸衰竭而死亡。

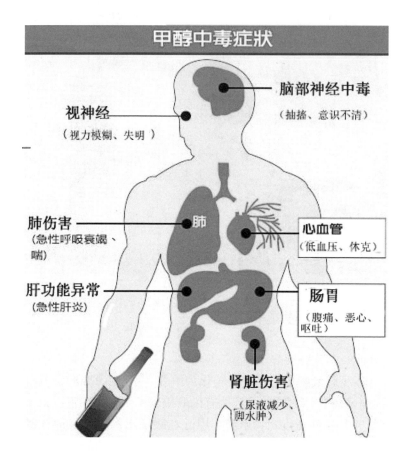

五、甲醇中毒处理原则

（1）吸入中毒者立即脱离现场，用清水冲洗污染皮肤；口服者用3%～5%碳酸氢钠溶液充分洗胃，充分饮水。

（2）病室内避免强烈光线，用软纱布遮盖双眼。

（3）10%葡萄糖液 500 mL 加普通胰岛素 20 U 静滴，肌注大剂量维生素 B1，适当补充钾、镁及磷酸盐。

（4）50%乙醇水溶液或高浓度白酒 30 mL 内服或胃管给予，3～4 小时一次，可抑制甲醇氧化、加速排泄；患者呈明显抑制状态则忌用。

（5）有发绀者吸氧，注射安钠咖。

（6）应及时处理惊厥、休克、脑水肿等，并给保肝药物。严重者可进行血液或腹膜透析。

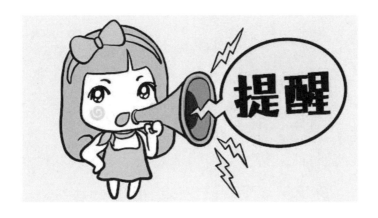

六、买酒如何避"坑"

（1）不买来历不明的名牌酒。

道理大家都懂，牌子越有名，仿冒的肯定越多。前些年，有人在公海上灌装某名牌假酒的传言相信不少人都听说过。

（2）不买过度包装的酒。

酒是农产品，那些披金戴钻的酒瓶酒盒，也是羊毛出在羊身上，千万不要犯买椟还珠的错误，说不定还买到了越假越能"装"的酒。

（3）不买价格过低的进口酒。

一瓶国外原产地装瓶的酒，进口商最少需要加上运费、税费、仓储物流费、运营成本和合理的利润才会卖到消费者手中，费用肯定不低，大家一定要算算这笔账。

（4）学习和积累酒的基础知识。

名词解释：

醇基燃料是以醇类为主体配制的燃料，主要成分为甲醇，具有毒性，通常以液体或固体形式存在。因为经济实用便宜，常取代柴油、液化石油气和天然气作为燃料使用，通常用于餐饮行业和"农村坝坝宴"。液体醇基燃料与白酒一样为无色透明液体，但有明显刺激性气味，不能饮用，易引起酸中毒导致肾衰竭，甚至死亡。

（供稿：陈建东等）

第四章　动植物毒素食源性疾病防控

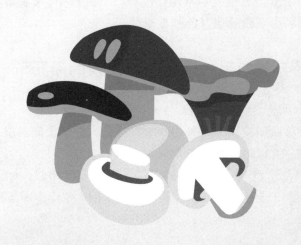

第一节 预防钩吻碱中毒

一、"食在广州",但炖汤和泡酒有中毒风险

例一:2017年11月22日晚,荔湾区某家庭4人因食用自制"五指毛桃汤"后,发生食物中毒,均出现呕吐、头晕、视物模糊、手脚麻木等临床症状。

例二:2016年12月2日,广州市白云区江高镇某快递公司2名司机在家饮用自酿"药蛇酒"后中毒,经抢救无效,最后均死亡……

生命的教训是深刻的,而类似的案例在近些年一直存在。然而,造成中毒的元凶,并不是五指毛桃或者常用作泡酒的"白狗肠"(凌霄花)等,而是一种常被误食的名为"断肠草"的剧毒草药。

二、容易与五指毛桃和金银花混淆的断肠草

断肠草,中草药名为钩吻,又名大茶药、胡蔓藤、毒根、野葛、猪人参等,为马钱科胡蔓藤属植物,可外用作攻毒拔毒、散瘀止痛、杀虫止痒,而内服却可产生剧毒,尤以嫩叶和根最毒。

断肠草的根部形状与一些常见的煲汤、泡酒药材相似,如上述提到的五指毛桃、"白狗肠",还包括金银花等,因人们难以将其鉴别或剔除而引起误食、误用。

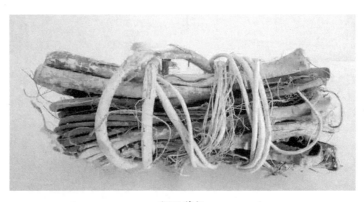

断肠草根

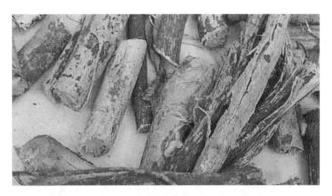

五指毛桃根

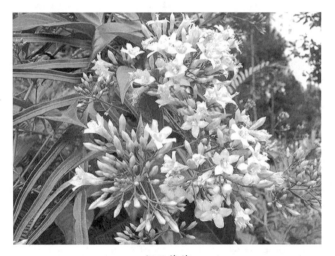

断肠草花

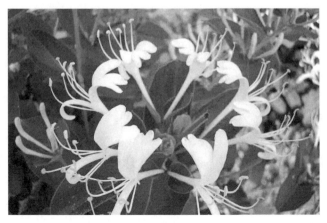

金银花

三、区分五指毛桃和断肠草

五指毛桃属桑科植物,并不是桃,又称粗叶榕、五爪龙等,广泛分布于粤东梅州客家地区的山上,自然生长于深山幽谷中,因其叶子长得像五指,而且叶片长有细毛,果实成熟时像毛桃而得名。外观上与断肠草能明显区分。

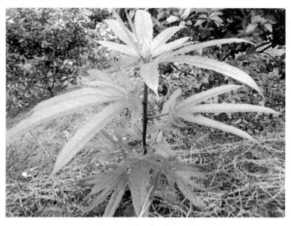

五指毛桃

如果遇到的是未经炮制的整株,可以通过茎叶和花形态上的明显不同进行区分。断肠草小枝圆柱形,幼时具纵棱,除苞片边缘和花梗幼时被毛外,全株均无毛;五指毛桃嫩枝中空,全株被灰色绒毛。

常易把五指毛桃的根和断肠草的根混淆。区分办法:

(1)外观上:断肠草根髓部呈浅棕褐色或中空,木部黄白色、黄棕色,有多数细孔,根部断面密布放射性纹理。五指毛桃根部断面则呈同心性环纹。

(2)气味上:断肠草根气淡,味微苦。五指毛桃根有微香。

四、区分断肠草和金银花

(1)枝叶的外形:断肠草枝叶一般较大,叶子呈卵状长圆形。金银花枝叶较细、较柔,枝条上常带有细细的白色绒毛。

(2)叶子的质地不同:断肠草为革质叶,页面光滑,有点像我们常见的冬青(大叶黄杨)。金银花为纸质叶,页面无光泽。

(3)花朵的着生方式:断肠草的花一般生长在枝条的关节处和枝条的顶端(即花顶生或腋生),而且其花是呈簇状生长,一个关节处往往有多朵花,花为三歧分支的聚伞花序。金银花主要生长在枝条的关节处,花朵为对状,一个关节处一般只生长两朵小花,花为腋生。

(4)花的色彩和形状有所不同:断肠草花冠黄色,花型呈漏斗状,是合瓣花。金银花的花冠呈唇形,花朵呈喇叭状,是离瓣花,花筒较细长,花朵也比断肠草花小,并且金银花初开时花朵为白色,一两天后才变为金黄,新旧相参,黄白映衬。

五、断肠草的中毒机理

断肠草的主要毒性成分是钩吻碱,是从钩吻植物中分离出来的吲哚生物碱。中国钩吻已分离出17种单体,其中以钩吻碱子的含量最高,钩吻碱甲次之。

钩吻碱引起中毒的机制目前已经清楚。其毒性为强烈的神经毒,对中枢神经系统的作用尤为强烈,主要抑制延髓呼吸中枢,并抑制脑和脊髓的运动中枢,使呼吸肌麻痹,出现呼吸衰竭。还可以作用于迷走神经,引起心律失常和心率的改变。

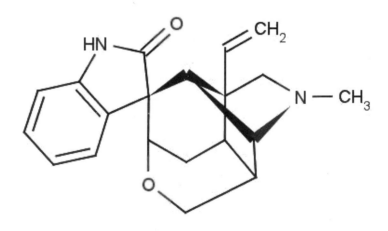

钩吻碱子的结构式

六、钩吻碱中毒的临床表现

(1)呼吸系统:可先有胸闷、呼吸深快,继之呼吸减慢、不规则、窒息,呼吸肌麻痹,严重者可突然出现呼吸骤停。呼吸衰竭是钩吻中毒最主要的死亡原因。

（2）神经系统：可出现眩晕、乏力、言语不清、吞咽困难、四肢麻木、肌张力降低、共济失调、视物模糊、瞳孔扩大、眼睑下垂，严重者可出现暂时性失明、烦躁不安、抽搐、昏迷。

（3）消化系统：可出现口咽部灼痛、流涎或口干、恶心、呕吐、腹痛、腹胀，腹痛常为绞痛，较剧烈。

（4）循环系统：心率先慢而后变快，可出现心律失常，严重者面色苍白、四肢冰冷、体温、血压下降，发生循环衰竭。

（5）其他：可出现肝脏、肾脏损害，严重者可出现多脏器功能衰竭。

七、钩吻碱中毒的处理原则

（1）清除毒物：应立即予以催吐、洗胃、导泻，可用活性炭洗胃。

（2）保持呼吸道通畅：应密切监护患者呼吸状况，随时准备进行气管插管。对轻度中毒的患者也应在洗胃的同时准备好气管插管等急救物品。有报道主张对病情危重者应先进行气管插管，再洗胃，以保证呼吸道通畅，必要时进行气管插管加压给氧。

（3）对症治疗：目前钩吻中毒尚无明确的特效解毒剂，若出现明显的毒蕈碱样症状，如心动过缓、恶心、呕吐或肠管蠕动亢进等，可用阿托品皮下注射或肌内注射，或静脉滴注。

（4）血液净化：有报道称血液透析、血液灌流对钩吻中毒患者有效。

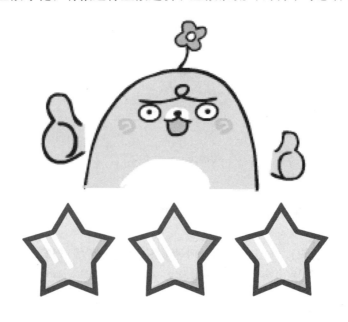

八、如何预防误食中毒

（1）学会鉴别一些常见有毒动植物的知识，提高自我鉴别能力。
（2）最重要的是，购买中药材时，要选择正规药店或商店购买。
（3）对于来源不明、成分不明的自制药酒，应避免饮用。
（4）对购买到的药材感觉不对时，应避免使用或咨询临床医生后使用。

（供稿：周思含、李智；专业审核：陈建东）

第二节　预防蓖麻毒素中毒

> 儿童上学路，除了注意预防交通事故，还需预防……

一、关于蓖麻中毒性的报告

2020年5月，广州市从化区食安委通告称，近期该区发生一起儿童疑似误采误食蓖麻子导致中毒的事件。

经了解，该起事件是从化区某镇同一村庄的3名小学生，5月7日经过同村人种植的蓖麻植株时，见蓖麻果实酷似坚果，遂用竹竿敲取蓖麻果实后食用，每人进食3~6粒。

当晚10时，3人开始出现腹痛或呕吐的胃肠道症状。

其父母一开始认为是普通的消化不良，给予其服用"腹可安"等药物，不见好转，第二天马上带孩子到镇卫生站就诊。

3个孩子彼此认识，临床症状又相同，接诊医生怀疑是食物中毒。遂询问3个孩子过去24小时内是否有共同进食同类食物史，孩子们这才道出共同进食蓖麻子的情况。

可能的食物中毒令家长紧张了，马上将3个孩子转诊到南方医科大学第五附属医院。

3个病例均有呕吐、腹痛、腹泻等症状，其中1个病例曾出现乏力、发热症状，需要收入儿童重症监护病房（PICU）救治，另两位患者在普通病区经医院洗胃、催吐、补液、营养心肌等积极处理，后来都痊愈了。

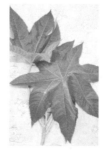 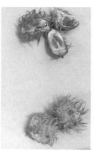

现场采摘的植物叶子和果实，经植物学家证实是蓖麻叶和果实

第四章 动植物毒素食源性疾病防控

蓖麻子中毒，在我国时有发生，中毒者主要分布在对蓖麻子毒性不了解、有机会接触的人群，如郊区、农村的小学生、初中生等，占报道病例数70%以上，误食是中毒主要的危险因素。

网络和文献，有非常多关于学生蓖麻子中毒的报道，如下图所示。

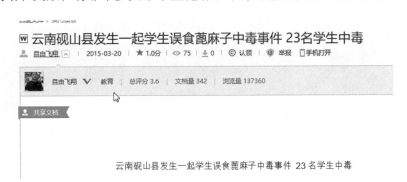

云南砚山县发生一起学生误食蓖麻子中毒事件 23名学生中毒

一起小学生误食蓖麻子中毒事件调查-论文-万方医学网
2012年11月5日政和县石屯镇中心小学突发多名学生恶心、呕吐、腹部不适,在政和⋯经调查是误食野生蓖麻子引起中毒.现将调查结果报告如下: 1.事件经过 1.1 2012年
med.wanfangdata.com.cn/Paper/Detai... - 快照

从化发生一起儿童疑似误采误食蓖麻子导致中毒的事件,大家要防范
2020年5月13日 - 近期,各地相继发生误采误食野生蘑菇导致中毒的事件。我区近⋯中毒事件也时有发生,近期还发生一起儿童疑似误采误食蓖麻子导致中⋯

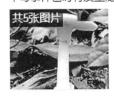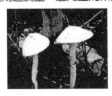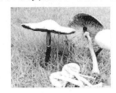

www.360kuai.com/pc/91bfd91bc112ada79... - 快照

一起误食蓖麻子引起的食物中毒调查分析--《世界最新医学信息文⋯
【摘要】:目的承德地区首次开展调查因误食蓖麻籽引起的植物性食物中毒事件,为⋯现类似事件提供流行病学调查依据。方法采用食品安全流行病学调查分析方法。结⋯
www.cnki.com.cn/Article/CJFDTotal-WMIA2... - 快照

中国期刊全文数据库	前10条
1 王婧;何旭鑫;;一起误食蓖麻子引起的食物中毒调查分析[J];世界最新医学信息文摘;2018年55期	
2 赵雪新;赵雪利;胡金峰;;一起小学生误食蓖麻子致中毒的调查报告[J];中国预防医学杂志;2007年03期	
3 李文国;叶德志;农玉娥;曾敏玲;误食生蓖麻子致群体中毒的抢救与治疗体会[J];右江医学;2001年01期	
4 乔志敏;张英;;识蓖麻子防中毒[J];医药与保健;2006年10期	
5 王惠琼;黄华;;一起误食蓖麻子引起的中毒调查分析[J];中国社区医师(医学专业);2011年21期	
6 农生超;赵特立;邹卫民;黄炳英;陈栩生;一起小学生食用蓖麻子致食物中毒的调查[J];中国学校卫生;2001年06期	

二、认识蓖麻

蓖麻（拉丁学名：*Ricinus communis* L.），大戟科，蓖麻属一年生或多年生草本植物，热带或南方地区常成多年生灌木或小乔木。花期5—8月，果期7—10月。

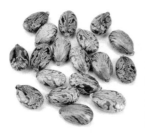
蓖麻子

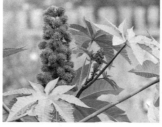
蓖麻植株

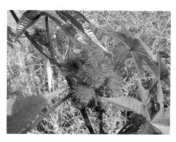
红蓖麻

中国蓖麻引自印度，作为油脂作物栽培的草本植物。自海南至黑龙江北纬49°以南均有分布。华北、东北最多，西北和华东次之，其他为零星种植。热带地区有半野生的多年生蓖麻。

蓖麻子具有工业价值（榨油）和药用价值，叶和根都能入药，人们常用来治疗破伤风、风湿性关节炎、风湿骨痛、跌打瘀痛等症。广州市没有大规模种植蓖麻用于榨油，但有作为中药材而进行小规模人工种植的情况。

三、蓖麻中毒与防范

蓖麻全株有毒，而蓖麻子含蓖麻毒素、蓖麻碱和蓖麻血凝素3种毒素，以蓖麻毒素毒性最强，1 mg蓖麻毒素或160 mg蓖麻碱可致成人死亡，儿童生食1～2粒蓖麻子可致死，成人生食3～12粒蓖麻子可导致严重中毒或死亡。

蓖麻子对胃肠黏膜有刺激作用，使血细胞凝集和产生溶血，导致肝、肾坏死和神经麻痹。食用蓖麻子的中毒症状为恶心、呕吐、腹痛、腹泻、出血，严重的可出现脱水、休克、昏迷、抽风和黄疸，如救治不及时，2～3天出现心力衰竭和呼吸麻痹。

蓖麻子外观类似坚果，儿童缺乏辨别能力，因此极易被儿童误食而发生中毒。

一旦发生了疑似中毒症状，应立即停止食用可疑物质，立刻进行催吐并及时就近到正规医院诊治，应保存可疑物和呕吐物，以备检验。

目前对蓖麻子（毒素）无特效解毒药物，主要采用对症支持治疗方法，包括催吐、洗胃、灌肠等促进毒物排出。应用活性炭、磷酸铝凝胶、鸡蛋清、牛奶等保护胃肠黏膜，维持水电解质平衡、保肝、营养支持、预防感染等，危重患者可采用血液净化疗法清除血中毒素。

如何预防蓖麻子中毒事件的发生呢？

（1）选择远离小孩活动范围种植。特别是不能种植在校园、小孩运动场所或出入路径等附近。

（2）对种植的蓖麻采取围蔽措施，防止小孩靠近采摘。

（3）在种植蓖麻的显眼位置，竖起中毒警示牌进行提醒。

（4）发现孩子活动范围内有蓖麻植株，家长要告知小孩子蓖麻子有毒，不宜进食。

（5）做好校园预防蓖麻中毒宣传。利用创建"食品安全城市""疾病防控进校园"活动等契机，通过健康教育课、宣传栏、校园公众号等宣传阵地，宣传蓖麻子中毒知识。

（6）社区、街道农办、市场监管、教育等部门要针对防控蓖麻中毒进行督查，特别是在蓖麻子成熟的季节前，完善防控蓖麻中毒的措施。

（供稿：陈建东）

第三节　预防曼陀罗中毒

2019年4月1日下午，重庆市巴南区人民医院接诊了4名因喝了自制的"刺梨泡酒"而中毒的患者。

2019年5月10日晚上，綦江区中医院急诊医学科收治了2名因喝了自家酿制的"刺梨泡酒"而中毒的患者。

造成中毒的元凶，其实并不是常用作泡酒的"刺梨"，而是一种与其极相似的名为"曼陀罗"的有毒野果。

"曼陀罗泡酒？！天呀，他们把曼陀罗当成刺梨泡酒喝了！"

一、认识曼陀罗

曼陀罗又叫野麻子、青麻棵、洋金花、山茄子、大喇叭花。

曼陀罗全株均有毒，种子毒性最大，使用后中毒的临床表现与阿托品中毒相似，严重者可由谵妄、躁狂进入昏迷、血压下降、呼吸减弱，甚至可能因呼吸衰竭致死。

然而野果曼陀罗与野果刺梨十分相似，人们难以将其鉴别而引起误食、误用。

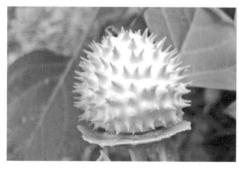　　　　　　　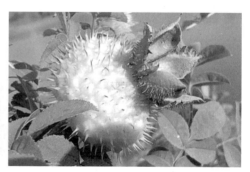

野果曼陀罗　　　　　　　　　　　野果刺梨

二、如何区分野果曼陀罗与刺梨

（一）野果外形

曼陀罗：蒴果直立生，卵状，长 3~4.5 cm，直径 2~4 cm，表面生有坚硬针刺，或有时无刺而近平滑，成熟后淡黄色，规则 4 瓣裂。

刺梨：果实呈扁球形或圆锥形，稀纺锤形，直径 2~4 cm。表面黄褐色，密被针刺，有的并具褐色斑点；先端常有黄褐色宿存的花萼 5 瓣，亦被披针刺。

（二）气味

曼陀罗：性温，味辛、苦。
刺梨：气微香，味酸、涩、微甜。

（三）种子

曼陀罗：种子卵圆形，稍扁，长约 4 mm，黑色。
刺梨：种子多数着生于萼筒基部凸起的花托上，卵圆形，浅黄色，直径 1.5~3 mm，骨质。

三、曼陀罗毒性机理

曼陀罗的主要有毒成分为莨菪碱、阿托品及东莨菪碱（曼陀罗提取物）等生物碱，它们都是一种毒蕈碱阻滞剂，竞争毒蕈碱受体，阻断副交感神经的支配作用。

生物碱的毒性作用主要是对中枢神经先兴奋后抑制，阻断乙酰胆碱反应，中毒后呈现交感神经高度兴奋状态，可刺激大脑细胞发生强烈的骚动，刺激脊髓神经反射系统，发生抽搐和痉挛。

四、曼陀罗中毒的临床表现与治疗措施

（一）临床表现

常于食后 0.5~1 小时出现症状，为副交感神经系统的抑制和中枢神经系统的兴奋，与阿托品中毒症状相似，有口干、吞咽困难、声音嘶哑、皮肤干燥、潮红、发热、心跳增快、呼吸加深、血压升高、头痛、头晕、烦躁不安、

谵妄、幻听幻视、神志模糊、哭笑无常、肌肉抽搐、共济失调或出现阵发性抽搐及痉挛。

此外，尚有体温升高、便秘、散瞳及膝反射亢进。

以上症状多在 24 小时内消失或基本消失，严重者在 12～24 小时后进入昏睡、痉挛、发绀，最后昏迷死亡。

（二）治疗

（1）洗胃、导泻：以 1∶5000 高锰酸钾或 1% 鞣酸洗胃，然后以硫酸镁导泻或灌肠，中毒时间长者可用生理盐水做高位洗肠，迅速清除毒物，减少体内吸收。

（2）拮抗剂：用 3% 硝酸毛果芸香碱溶液皮下注射，以拮抗莨菪碱作用，15 分钟一次，直至瞳孔缩小、对光反射出现，口腔黏膜湿润为止。

也可用水杨酸毒扁豆碱皮下注射，每 15 分钟一次，可用数次，直至症状减轻。

（3）对症治疗：烦躁不安或惊厥时可给予氯丙嗪、水合氯醛、苯巴比妥、安定等镇静剂，但忌用吗啡或长效巴比妥类，以防增加中枢神经的抑制作用。

对于中毒引起中枢神经抑制的患者，应给氧吸入并做人工呼吸。

对惊厥昏迷的重症病儿可肌注新斯的明，每 3～4 小时一次。

高热时用冰袋降温、酒精擦澡、解热剂等。

五、如何避免误食曼陀罗中毒

（1）择菜的时候，一定要剔除夹杂在菠菜中的曼陀罗幼苗。

曼陀罗的形状呈三角形或肾形，扁平，表面有网点，呈棕色或棕褐色；有的边缘有皱褶，浅棕色，有的较大。

（2）在收割豆子和加工豆子时应注意捡出混入豆子中的曼陀罗果实。

曼陀罗果直立生，卵状表面生有坚硬针刺或有时无刺而近平滑，成熟后淡黄色，规则 4 瓣裂。种子卵圆形，稍扁，黑色。

（3）如果发现中毒后应立即到医院救治。并且在到医院之前，刺激中毒的人的咽部进行催吐，有缓解毒性的作用。

（供稿：秦勇；专业审核：陈建东）

第四节 预防犁头尖植物毒素中毒

一、犁头尖混入鱼腥草致食物中毒案例

某日,某医院接诊3名进食凉拌折耳根致食物中毒的患者,患者症状特殊且不常见:嘴唇、口腔黏膜和咽喉部奇痒无比,且带有点状刺痛感,其中1名患者合并有腹痛不适。

经了解,甲、乙、丙3名患者为同事关系,当日中午与丁一起在某别墅聚餐。

上午9时乙在别墅花园采摘鱼腥草后开始制作"凉拌折耳根"。

12时甲、乙、丙3人进食后,即刻出现不同程度的嘴巴、舌头、咽喉发痒、麻木,咽部有异物感,腹痛症状。

丁因不喜欢折耳根气味,未食用凉拌折耳根,未见类似症状。

综合以上情况,甲警觉,认为凉拌折耳根有问题,且与之前味道不同。遂前往花园查看,摘下间长在鱼腥草旁的"犁头尖"叶子尝试,也出现类似口腔不适情况,马上明白是误采误用误食"犁头尖"所致,进食凉拌折耳根的3人可能都是食物中毒,随即决定一起前往医院紧急救治。

3名患者在医院,经催吐及对症治疗后,痒、痛等不适感在第二天凌晨终于消失。

二、区分鱼腥草与犁头尖

折耳根正式中文名是蕺(jí)菜,又名"鱼腥草"。因其味道独特,且有凉血清热作用,食用凉拌折耳根在我国部分地区非常流行。

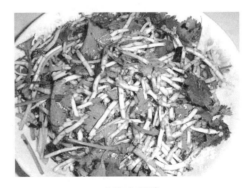

凉拌鱼腥草

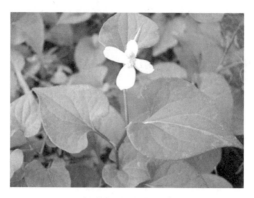

自然生长的鱼腥草

犁头尖与鱼腥草外形非常相似，若无经验，可能会误采误用。

犁头尖又名野半夏、独角莲、剪刀草，有毒，民间常用来"以毒攻毒"外敷患处。

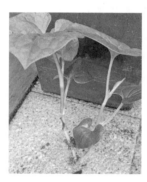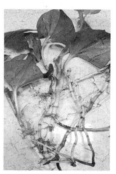

鱼腥草

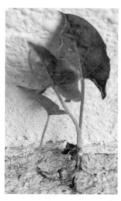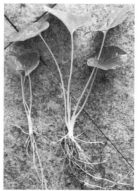

犁头尖

鱼腥草和犁头尖植株对比

三、误食犁头尖的症状

犁头尖入口有麻辣感,症状主要有口腔黏膜疼痛,口、舌麻木感,继而烦躁不安、头晕、流涎、胃部烧灼痛,严重者剧烈呕吐、腹痛、出汗、面色苍白,或因严重脱水合并水电解质失衡或低血容量休克,甚至出现呼吸困难、惊厥、咽喉痉挛和全身麻木,最终因呼吸中枢麻痹而死亡。误食后果很严重。

一旦发现是犁头尖中毒,如果病人意识清醒,可让患者大量饮用温开水,然后用筷子刺激咽喉部,促使呕吐。如此喝水、吐出,反复多次。

呕吐、腹泻严重者,要多饮水并补充电解质(药店出售的腹泻的口服补盐液即可),在自行救治的同时,紧急送医做好洗胃和对症救治。

四、如何避免误食犁头尖

可食植物那么多,凉拌菜那么爽口,野菜营养无农药污染,吃野菜也是潮流趋势。那么,日常该如何预防蔬菜或者野菜所致的植物中毒的发生呢?

采摘时需要注意:

(1)一定要选择采摘在清洁安全环境生长的蔬菜或野菜。

(2)不采摘、不加工烹饪、不进食不认识、不熟悉的野菜。

(3)不宜多食凉拌菜,以免胃肠不适感、细菌性食物中毒或植物毒素中毒。

(供稿:蒋书琴;专业审核:陈建东)

第五节　预防组胺中毒

金秋十月，广州某公司员工因食用马鲛鱼导致70多人出现面色潮红、头痛、头晕、腹泻、恶心、呕吐、发痒等症状。经调查发现，罪魁祸首是马鲛鱼组胺超标引起组胺中毒！

吃海鲜引起组胺中毒的事件时有发生……

- 夏季吃鱼 小心组胺中毒
  人民网　2018年08月20日 08:41　查看更多相关新闻>>
- 吃鱼后头晕、恶心？小心"组胺中毒"
  大洋网　2018年08月10日 10:37
- 夏秋季吃深海鱼要防组胺中毒 专家提醒:烹调时加少许醋
  食品伙伴网　2018年07月20日 08:31　查看更多相关新闻>>
- 德州一男子午饭后一小时面红心跳还憋气,竟是因为吃了它……
  大众网　2017年09月25日 12:12
- 夏季吃鱼 四招儿避免"组胺"中毒
  网易　2017年07月26日 01:08
- 深圳一职工饭堂26人疑进食不新鲜鱼类组胺中毒
  慧聪网　2013年08月19日 09:04
- 吃完鱼后头晕、恶心、心跳加速?小心"组胺中毒"
  搜狐　2010年05月10日 08:18　查看更多相关新闻>>

一、组胺是什么

组胺有两种，一种存在于身体内，一种存在于食物中。

体内的组胺主要以无活性的结合型储存于组织的肥大细胞和嗜碱性粒细胞中，当机体受到理化刺激或发生过敏反应时，可引起这些含组胺的细胞脱颗粒，导致组胺释放，与靶细胞上的组胺受体结合，从而产生生物效应，包括毛细血管扩张、血压下降、支气管痉挛、头痛、腹泻、皮疹等一系列过敏症状。

食物中的组胺最主要来源于鱼类。

鱼死亡后,如果保存不好,很容易腐败变质。

首先,鱼自身组织中含有的酶就会使鱼体发生自溶作用,使组织分解,鱼体逐渐变软。

随后,附在鱼体上的一些细菌迅速繁殖,分泌多种酶类,分解鱼肉组织的蛋白质和脂肪,其中某些细菌分泌的脱羧酶可使氨基酸脱羧基而产生生物胺类物质。组胺便是这些生物胺里毒性较强的一种。

含组胺高的鱼类主要是青皮红肉的海产鱼类,如鲐鱼、青鱼、沙丁鱼、马鲛鱼、秋刀鱼等。这类鱼含有较高量的组氨酸。当鱼不新鲜或腐败时,经有些细菌作用,在适宜的条件下鱼肉中的组氨酸经脱羧酶作用产生组胺和类组胺物质。

二、什么是组胺中毒

组胺中毒与人的过敏体质有关。

从进食到发病(潜伏期)仅需数分钟至数小时,特点是发病快、症状轻、恢复快、少有死亡。

中毒表现为局部或全身毛细血管扩张,主要症状为皮肤潮红、结膜充血、似醉酒样、头晕、剧烈头痛、心悸,有时出现荨麻疹。一般体温正常,大多在1~2天内恢复。

一旦组胺中毒,首先应催吐,接着尽快上医院处理。

三、如何避免食用不新鲜或腐败变质的鱼类

既然组胺中毒主要是因为食用了不新鲜或腐败变质的鱼类,那就应学会如何避免。

(一)三招学会挑选新鲜的鱼

(1)看。眼球饱满突出,角膜透明清亮,鳃丝清晰呈鲜红色,黏液透明,鱼体表有透明的黏液,鳞片有光泽且与鱼体贴附紧密、不易脱落。腹部正常、不膨胀,肛孔白色、凹陷。

(2)触。鱼身肌肉坚实有弹性,手指按压后凹陷立即消失,无异味,肌肉切面有光泽。

(3)闻。有经验的通过以上两招就能知道鱼是否新鲜,对于没有经验的

来说，如果没有把握，就只有把鼻子凑过去狠狠地闻一下，如果味道腥臭，令人不快，当然不要。

（二）食用鱼类食物注意事项

（1）鱼类食品必须在冷冻条件下贮藏和运输，冰鲜鱼类应在4℃或以下贮存，冷藏鱼类应在-18℃或以下贮存；冷冻鱼的解冻方式一般置于冷藏条件（4℃）下缓慢解冻，这样有利于减少组胺产生，同时可以较好地维持鱼肉组织结构，减少汁液流失，保持良好口感。

（2）食用鲜、咸的青皮红肉类鱼时，烹调前应去头、去内脏、洗净，切段后用水浸泡几小时，然后红烧或清蒸，酥闷，不宜油煎或油炸，可适量放些雪里蕻或山楂，烹调时放醋，可以使组胺含量下降。

（3）过敏体质或患有过敏性疾病的人应避免进食青皮红肉鱼。

（供稿：陈建千；专业审核：陈建东）

第六节 小龙虾毒素中毒防控

> 吃美味小龙虾或会惹上横纹肌溶解综合征！流行季节请慎吃！

7、8月份是小龙虾市场需求高峰，这段时间天气炎热，约上三五好友，点上一盆麻辣小龙虾，再加几扎冰镇啤酒，就能大快朵颐。

然而，在吃小龙虾的背后却隐藏着一个致病危险——染上横纹肌溶解综合征。轻则，全身肌肉酸痛坐卧不得，要入住重症监护病房（ICU）救治，重者可致死亡。

近年每到小龙虾上市消费旺季，媒体都有关于食用小龙虾出现横纹肌溶解综合征的相关报道。

一、罹患横纹肌溶解综合征是什么感觉

据患者自述，先是肚子不舒服，后来左肩开始出现肌肉酸痛。紧接着从腰部往上，整个上半身都出现肌肉酸痛，坐着趴着也不行，直不起腰，后来开始出现胸闷的状况，很快出现呼吸困难的感觉。

二、什么是横纹肌溶解综合征

横纹肌溶解综合征是指一系列影响横纹肌细胞膜、膜通道及其能量供应的多种遗传性或获得性疾病导致的横纹肌损伤，细胞膜完整性改变，细胞内容物漏出，多伴有急性肾功能衰竭及代谢紊乱。

横纹肌溶解综合征成因很复杂，国外有人研究指出遗传性相关的病因40余种，而获得性病因就有190余种。常见的原因有过量运动、肌肉挤压伤、缺血、代谢紊乱、高热、药物、毒物、自身免疫、感染等。

三、横纹肌溶解综合征的临床表现

从无明显症状到肌肉酸痛，严重者代谢紊乱、急性肾衰竭甚至弥散性血

管内凝血（DIC）及多器官功能衰竭（MODS），其中，15%～40%患者合并急性肾衰竭，病死率可高达20%，若能及时诊断和正确治疗护理，预后效果较好。

小龙虾相关横纹肌溶解综合征临床症状主要为全身或局部肌肉酸痛、无力、尿色改变、胸闷/痛等。实验室检测显示出现血肌酸激酶、肌红蛋白、谷草转氨酶水平异常升高的患者比例均超过90%。横纹肌溶解综合征患者不仅感觉痛苦，相关理化指标说明身体也出现了病理伤害。

小龙虾相关横纹肌溶解综合征患者发病集中在一年中的7月和8月，其他月份较少发生。

四、小龙虾为何会致病

小龙虾，学名为克氏原螯虾，长江中下游地区是淡水小龙虾的主产区。

小龙虾作为滤食习性的甲壳类动物，对重金属有很强的富集特性。

但研究结果表明，重金属不是造成横纹肌溶解综合征的危险因素。依据是：

（1）发病者占小龙虾食用者的比例极低。食用小龙虾者甚众，但发病者寥寥无几。

（2）小龙虾所含致病物质不明确。有研究者曾采集发病者的血、尿和进食的小龙虾样品进行900多项已知化学物质的检测，未发现疑致横纹肌溶解综合征的小龙虾中存在与病因相关的化学因素，致病物质尚不能明确。

目前的证据说明，吃小龙虾是导致该综合征的危险因素，至于小龙虾中的什么因素（或许是毒素）致病，科学家还在努力破解中。

吃小龙虾导致横纹肌综合征的危险因素尚不清楚，那么，美食摆着面前，我们应选择什么策略才对呢？

五、食用小龙虾需要注意的事项

（1）应结合自己的体质选择。对于曾经有过横纹肌溶解综合征的朋友来说不宜再食用小龙虾，以免再次发生不测。

（2）应结合自己的身体状况。在食用小龙虾期间，应该注意避免其他的可能引起横纹肌溶解综合征的因素，比如酗酒、过量运动、服用敏感药物等。

（3）食用不可过量。量多了，发病的危险因素可能就增加了，一般控制在每人 500 g 以内为宜。

（4）到能追溯小龙虾来源的供货商购买品相好的小龙虾。要选择性地挑选小龙虾，并注意合理保存和加工处理，避免变质和交叉污染，预防和减少食物中毒。

（5）要及时关注当地媒体信息，对于发病集中发生的区域和时间应该避免进食小龙虾相关产品。

小龙虾虽美味，但可致横纹肌溶解综合征，且致病的危险因素未明，因此，流行季节还是请大家少吃为好！

（供稿：陈建东）

第七节　预防河豚毒素中毒

> 用生命做赌注的食物，你会食用吗？来了解一下吧……

河豚在地球上生存了一亿多年，它曾经见证了恐龙的灭绝。

河豚，又名鲀鱼，我国大多分布在黄海、渤海、东海、南海等地。

这种懵懂可爱的生物大多因为其可爱的外形和诱人的食用价值为人所知晓。

但是，这种看起来可爱的生物，却隐藏着巨大的危险！

河豚身上具有两大武器让它们在水下环境中不被捕食，那就是牙齿和毒素。

河豚具有一嘴尖锐的牙齿，可以轻易地咬碎贝壳等带壳生物的外壳。河豚性格暴躁，刚捕捞的河豚必须立即拔除它的牙齿，否则很容易被其咬伤。

但是，相对那副可怕的利牙，河豚最恐怖的还是它体内所含有的河豚毒素（TTX）。

河豚毒素是一种神经性毒素，其毒性比氰化物要强1500倍，仅需1 g就可以毒死500名成年男子，并且这种毒素目前并没有解毒剂。

河豚毒素进入体内，会让你感觉嘴巴、身体以及四肢有麻痹感，接着身体会变得轻飘飘的，呕吐、呼吸不畅甚至昏厥，当神经系统被阻断，就会引起心脏停止跳动。

但是，这种毒素不会穿过血脑屏障，所以，如果你所中的毒素在某个临界值，这会使你看起来进入死亡状态（假死），而事实上大脑依旧在工作。

尽管河豚毒素具有致命的危险，但河豚的美味依旧让很多人不惜重金购买食用。特别是每年2—5月份，这是河豚产卵的季节，也是大批河豚涌入市场的时间。

一边是美味，一边是死亡！

我们如何才能安全地食用河豚呢？

首先，对于野外的河豚需先观察它的牙齿，一般而言牙齿越多毒性越强。

另外，对于河豚而言其毒素大多存在于肝脏、卵巢部位，血液、皮肤等部位也含有。

一条河豚仅其肌肉以及部分骨头不含河豚毒素，但是在处理过程中很容易将其他部位的毒素沾染上去，所以在日本必须要有5年以上的从业资格才能处理河豚，而且一条河豚的处理时间往往要1个小时以上。

在我国，私自贩卖野生河豚是违法行为。

目前，我国仅有两种类型的河豚可以被养殖及售卖，那就是红鳍东方鲀和暗纹东方鲀。

河豚鱼的养殖及加工都只能由国家审批过的企业才行，并且售卖的河豚必须经由专业人员剔除其中含毒的器官、组织等，确保其所含毒素的量不高于2.2 mg／kg（以鲜品计）。

另外，根据国家市场监督管理局及农业农村部规定，售卖的河豚必须附有溯源码，以方便消费者查询其来源。

因此，我们要从有养殖、加工和销售资质的企业购买河豚，切不可购买野生的河豚私自处理、食用。

一旦发生中毒的情况，第一时间要催吐，减少河豚毒素的吸收量，然后转到医院进行救治。

由于河豚毒素没有特效的解毒剂，因此临床的治疗主要是采取催吐、洗胃和血液透析等减少河豚毒素在血液中的含量，同时采用支持疗法等临床救治措施。

为了预防发生河豚中毒，市疾控中心呼吁：

不要捕捞、运输、销售、加工、食用野生河豚！

（供稿：李东；专业审核：陈建东）

第八节 预防河豚毒素中毒宣传海报、折页

一、珍惜生命,切勿"拼死"吃河豚海报

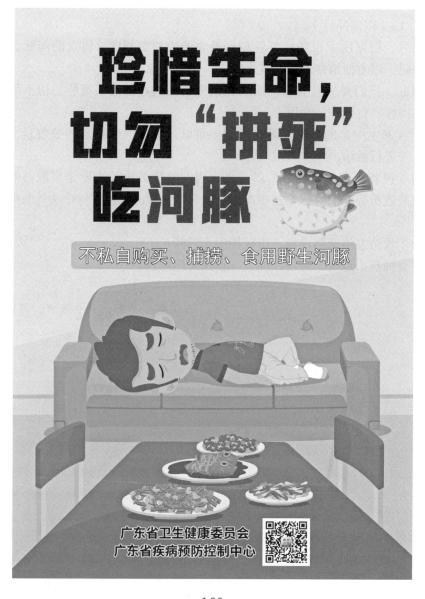

第四章 动植物毒素食源性疾病防控

二、珍惜生命，切勿"拼死"吃河豚折页

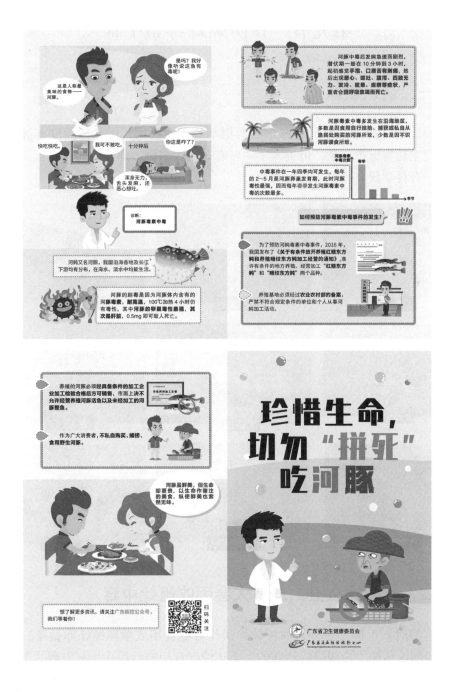

（供稿：卢玲玲）

第九节 预防蟾蜍毒素中毒

一、认识蟾蜍

蟾蜍是广泛分布在世界各地的两栖动物,在我国,蟾蜍虽然没有被列入国家野生动物保护名录,但进入了"三有"动物名录,即有益的、有重要经济价值、有科学研究价值的野生动物。

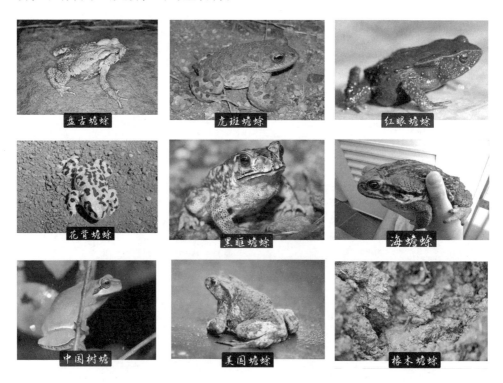

二、蟾蜍这么丑,却有人会因吃蟾蜍中毒

有些时候可能是意外,如将蟾蜍误作青蛙食用或单取蟾蜍卵做菜,但也有按民间流传偏方内服蟾蜍治病的,上述情况食用蟾蜍后往往有中毒的事件发生,严重时危及生命。

第四章 动植物毒素食源性疾病防控

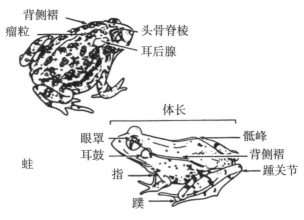

蛙和蟾蜍比较

蟾蜍有很高的药用价值，其分泌的毒液可制成中药蟾酥，遵医嘱服用，可解毒镇痛、开窍醒神。蟾酥由蟾蜍毒液制成，其本身就有一定的毒性，故食用过量或者不当，均有可能发生中毒事件。

网络上还有很多关于食用蟾蜍后中毒的报道：

> 蟾蜍可做药材，自行处理食用蟾蜍会中毒
> 时间：2015-11-9 11:16:35 来源：光明网
>
> **铜梁一60岁老人食用蟾蜍中毒身亡 "民间偏方"千万别轻信**
>
> 互联网违法和不良信息举报电话：966966 07-13 11:37:03 来源：铜梁发布

> **两男子误食蟾蜍中毒，一死一住院！**
> 2016-07-25 01:48

> **夫妻两人抓蟾蜍食用 妻子因吃蟾蜍卵中毒身亡**
> 2018年03月12日 09:34 看看新闻KNEWS

> **市民食用蟾蜍中毒身亡！广州食肆市场仍有其踪影**
> 来源：金羊网 作者：李焕坤 钟传芳 发表时间：2018-10-09 16:29

> **误食盘古蟾蜍中毒致1死5伤 误食蟾蜍中毒后咋办？**
> 要闻 中新网 2019-12-23 10:00:05

三、蟾蜍如何令人中毒

蟾蜍毒素分泌主要靠毒腺，尤其以耳后腺、皮肤、内脏的毒性最强，肌肉的毒性较弱，但并非没有，即使去了头、皮后的蟾蜍仍会使人中毒。

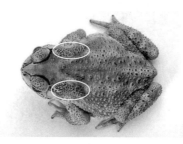

白圈所示为耳后腺

除了直接食用后会导致中毒，如皮肤接触毒液、伤口遭毒液污染，还有毒液污染眼内，均可引起中毒，故请不要随意捕捉蟾蜍。

蟾蜍毒液中的有毒成分为蟾蜍二烯醇化合物（含蟾蜍毒素和蟾蜍配基），是一种类似洋地黄作用的物质，其中有效成分为强心苷，可作用于迷走神经，并可直接作用于心肌，引发类似洋地黄中毒的症状，出现心律不齐、心脏衰竭等症状，还有刺激胃肠道、抗惊厥和局麻的作用；儿茶酚胺类化合物，有缩血管和升压作用；吲哚烷基类化合物，可引起幻觉，对周围神经有类似烟碱样作用。

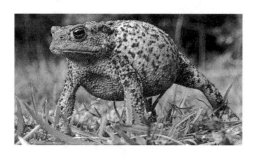

启动"陆地四驱车"模式

四、蟾蜍中毒的临床表现

（一）进食中毒

（1）循环系统症状：有胸闷、窦性心动过缓（偶有心动过速）、心律不齐，甚至出现急性心源性脑缺血综合征；或发生室性心动过速、心房颤动、心室颤动。

严重中毒者四肢厥冷，脉细弱，血压及体温下降，以至休克。

（2）消化系统症状：恶心、呕吐，口腔黏膜可出现白色斑块。呕吐物先为清水及食物，后因有血液、胃酸及胆汁混合，故呈黑绿色。

患者尚有腹痛、腹泻、稀水样大便，严重者可致脱水。

（3）神经系统症状：头痛、头晕、嗜睡、出汗、口唇及四肢麻木、膝反射迟钝或消失，但患者神志多属清醒，或有致幻现象。

严重者因急性心源性脑缺血综合征而发生惊厥。

（4）呼吸系统症状：中毒早期，呼吸无明显改变；中毒晚期呼吸变浅、变慢、不规则，口唇青紫，终至呼吸衰竭。

进食蟾蜍中毒发展迅速，一般中毒症状在治疗后 1~12 小时逐渐消失；重度中毒患者于食后 2~24 小时内发生呼吸衰竭或循环衰竭而危及生命。

（二）眼污染中毒

可引起结膜充血、眼睛红肿，致眼结膜炎或角膜溃疡，甚至失明。

五、蟾蜍中毒的急救方法

（一）进食中毒

（1）催吐。如在食用后 2 小时内出现中毒症状，可进行催吐，将干净的手指放到喉咙深处轻轻划动，也可用筷子、汤匙等；同时可以喝些盐水或绿豆水，补充水分和洗胃。

中毒者若昏迷不能催吐，以免呕吐物堵塞气道。

（2）导泻。如已进食 2 小时后，食物已到了小肠大肠里，可以考虑导泻。将中药大黄用开水泡服，也可用元明粉。但导泻只能用于体质较好的年轻人，小孩和老人要慎用，以免引起脱水或电解质紊乱。

（3）立即送医。中毒后请立即到正规医院就医，同食者无论有无症状，都要陪同就医。

（二）眼污染中毒

可立即用温水冲洗，并用 3% 氯霉素眼药水或醋酸可的松眼药水点眼，不能缓解的话应立即就医。

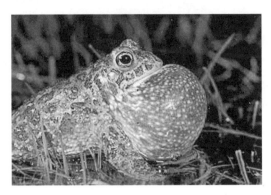

真是让蟾气鼓鼓

六、蟾蜍中毒的预防手段

最简单的方法就是不盲目接触，爱护"三有"动物，不生擒，不煮食！

法律知识

蟾蜍作为"三有"动物，受法律保护。

我国刑法及相关法律规定，私自捕捉20只以上就构成犯罪，捕捉50只以上就属于重大刑事案件。

何况还有很多鲜美的养殖动物可供我们选择，养殖动物千千万，何必单恋一只蟾？

（供稿：陈建东）

第五章　毒蘑菇中毒防控

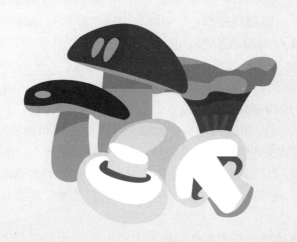

第一节　蘑菇中毒类型与防治

野生蘑菇在我国分布广泛，生长环境呈多样性，雨后在林地、草原和绿化带最为多见。一些野生蘑菇可以作为食品和药品，但不少种类有毒。

一、蘑菇中毒 8 种类型

根据临床表现，蘑菇中毒主要分为 8 种类型：胃肠炎型、急性肝损害型、神经精神型、溶血型、光敏性皮炎型、急性肾损害型、横纹肌溶解型和其他类型。

（1）胃肠炎型蘑菇中毒在毒蘑菇中毒案例中占大多数，潜伏期为 10 分钟至 2 小时，以剧烈的恶心、呕吐、腹痛、腹泻等胃肠道症状为主，预后较好，但严重腹泻易致脱水、电解质紊乱、休克、昏迷，甚至死亡情况发生。

（2）急性肝损害型蘑菇中毒潜伏期在 6～30 小时之间，病例早期先出现腹痛、腹泻或呕吐等消化道不适症状，消化道症状好转后有 1～2 天的"假愈期"，之后出现明显肝功能损伤，少数患者可伴有心脏和肾脏等多脏器损害。病情严重者可因暴发性肝功能衰竭和 / 或呼吸循环衰竭死亡。此类型是我国毒蘑菇中毒死亡率最高的类型，导致此类型中毒的蘑菇主要为鹅膏属的一些剧毒种类，还包含环柄菇属和盔孢伞属的一些种类，广州常见的致命白毒伞属于此类型。

（3）神经精神型蘑菇中毒在毒蘑菇中毒事件中也占较大比例，潜伏期为 10 分钟至 6 小时，以兴奋、狂躁、幻视、幻听等精神症状为主要表现，同时可伴腹痛、腹泻或呕吐等消化道和瞳孔缩小、多汗、唾液增多、流泪、嗜睡甚至昏迷等神经系统症状，此类中毒一般预后良好。

（4）溶血型蘑菇中毒潜伏期一般为 30 分钟至 3 小时，出现恶心、呕吐、腹泻、血红蛋白尿、贫血等症状，严重者导致急性肾衰竭、休克、急性呼吸衰竭等并发症，可致死。

（5）光敏性皮炎型蘑菇中毒潜伏期一般为 24～48 小时，表现为皮肤红肿、疱疹，且有日光照射后症状加重表现，毒性成分可能为卟啉类光敏型物质，一般预后良好。

（6）急性肾损害型蘑菇中毒近似急性肝损害型中毒，但其主要靶器官为肾脏，出现少尿或无尿，肾功能损害比肝功能损害更严重。

（7）横纹肌溶解型蘑菇中毒的潜伏期在15分钟至2小时，早期表现为恶心、呕吐、腹泻、腹痛等消化道症状，6~12小时后出现酱油色尿、肌肉疼痛、肢体无力等横纹肌溶解症状，严重者可导致多器官衰竭，甚至死亡。

（8）其他类型蘑菇中毒。

二、蘑菇中毒急救措施

发现野生蘑菇中毒后应在中毒者神志清楚的情况下尽快催吐：可用手指抠咽部或用器具压迫舌根部即可引起呕吐，辅以大量饮用凉白开水、饮料等流质食物，再反复多次催吐，尽量把胃内食物吐出，以减少毒素吸收。

然后立即转运就医：中毒后立刻到正规医院救治，最好携带剩余蘑菇样品，以备鉴定蘑菇的种类，确定有效的治疗措施和判断预后。

三、预防蘑菇中毒

每年春夏之交的雨季过后，气候温暖潮湿，是毒蘑菇中毒的高发时期。

外来人口常有采摘野外蘑菇烹饪进食的情况，这些人也是毒蘑菇中毒的高危人群。

发生野生毒蘑菇中毒主要有如下几点原因：野生蘑菇种类众多，不同生长期有不同的形态，有些种类外形相近，有毒与无毒的种类甄别困难，这些也是发生野生蘑菇中毒的客观原因。

有必要进一步对广州地区野外毒蘑菇的形态学、生物习性、中毒症状和救治方法进行系统宣传，才能更好地提升高危人群预防野外毒蘑菇中毒的意识。

了解采食野生蘑菇的危害，才能自我约束。

不采摘、不烹饪、不食用野生蘑菇。

另外，中毒事件发生后，为了能给患者临床救治提供参考，为了能快速提出适当的防控措施，需要疾控中心专业技术人员对中毒蘑菇种类进行初步甄别，处置现场需要有一些毒蘑菇标准形态、生活习性、临床表现等资料提供对比、参照、判断的依据。

基于以上两点需求，广州市疾控中心和广东省科学院微生物研究所合作，在"广州疾控 i 健康"推出预防毒蘑菇中毒常识专栏，介绍华南地区毒蘑菇的图谱和相关常识。

广州市疾控中心在每年春夏之交时,通过"广州疾控 i 健康"公众号发布预防毒蘑菇中毒科普推文,在郊野公园主要路口设置宣传展板、海报和播放视频,印发带有宣传资料的荷包纸巾等方式,进行预防采摘、加工、进食野生毒蘑菇的宣传,收到一定成效,毒蘑菇中毒报告事件数、中毒人数也在逐年下降。

(供稿:陈建东;专业审核:邓旺秋)

第二节　致命鹅膏——广东毒蘑菇"头号杀手"

一、形态学甄别图谱

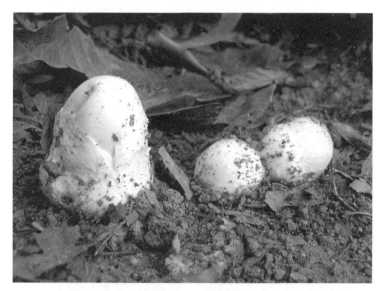

致命鹅膏：菇蕾期

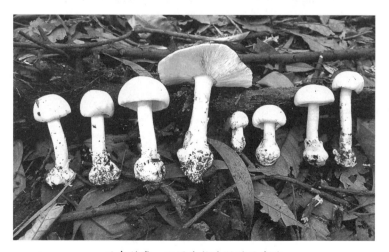

致命鹅膏：不同生长阶段的子实体

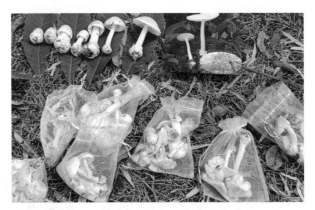

致命鹅膏：不同生长阶段的子实体

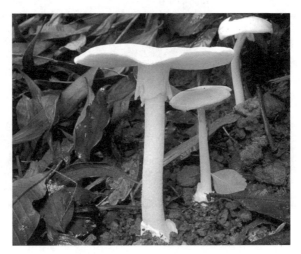

致命鹅膏：蕈蓢锥下

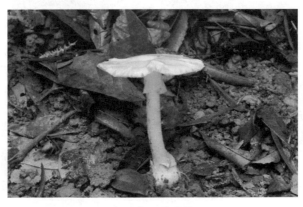

致命鹅膏：蕈蓢锥下

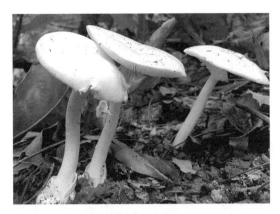

致命鹅膏：鳞伞锥下

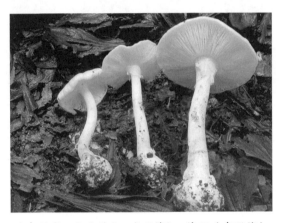

致命鹅膏：大小菇体+球形菌托+菌环（有脱落）

二、学名与分类地位

致命鹅膏，又称致命白毒伞，拉丁学名为 Amanita exitialis Zhu L. Yang & T.H. Li，隶属于真菌界（Fungi）、担子菌门（Basidiomycota）、伞菌纲（Agaricomycetes）、伞菌目（Agaricales）、鹅膏科（Amanitaceae）、鹅膏属（Amanita）。

致命鹅膏也俗称"致命白毒伞"，是导致广东乃至全国毒蘑菇中毒事件死亡人数最多的毒蘑菇，号称毒蘑菇中的"头号杀手"。

三、主要识别特征

致命白毒伞通体白色，头上戴帽（菌盖），腰间系裙（菌环，易脱落），脚上穿靴（菌托），常在鳌蔸锥树林地上群生。

主要外形识别特征：菌体各部分均为白色，菌柄上部有白色膜质菌环（易脱落），菌柄基部球形或近球形，有菌托。

简单概括就是"头上戴帽（菌盖），腰间系裙（菌环，易脱落），脚上穿靴（菌托）"。

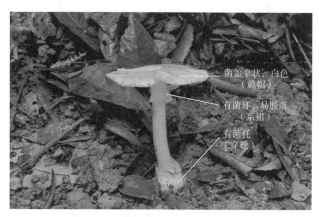

致命鹅膏外观识别特征：戴帽、系裙和穿靴

值得注意的是，致命鹅膏的菌环易脱落。

某年2月份，在广东梅州发生一起误食致命鹅膏中毒的事件，4人中毒进入重症监护室。

据了解，中毒患者深知"头上戴帽，腰间系裙，脚上穿靴"的蘑菇是毒蘑菇，而他们当天采到的毒蘑菇"头上戴帽，脚上穿靴"，但是"腰间无裙"，他们觉得应该可以吃，最后导致惨剧发生。

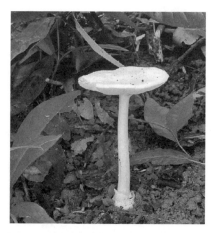

无裙（菌环脱落）的致命鹅膏（剧毒，不可食用）

致命鹅膏与可食用的白条盖鹅膏（*Amanita chepangiana* Tulloss & Bhandary）外形极为相似，在野外致命鹅膏容易被误认为是白条盖鹅膏采食而导致中毒。

白条盖鹅膏与致命鹅膏的主要外形区别是菌盖表面有条纹，菌柄基部非球形。

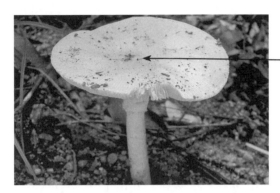

白条盖鹅膏（可食用）特征

四、地理分布与生态环境

致命鹅膏最早发现于广东的广州，后在广东的深圳、东莞、中山、清远、江门等地，以及云南、贵州、四川和福建等地均有发现。

广东一般在 1—5 月出现（尤其是 2—4 月可大量生长），其他省区在 6—8 月出现。

致命鹅膏是菌根菌，与鳊葫锥有共生关系。因此，它常在鳊葫锥树林地上群生！

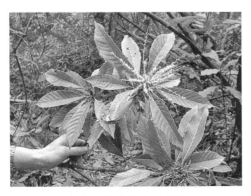

共生的鳊葫锥枝叶形状

五、中毒事件

据广东省科学院微生物研究所统计，2000—2020年广东省累计发生31起致命鹅膏中毒事件，造成116人中毒，47人死亡。

以下是广东省因致命鹅膏导致的部分严重中毒事件：

（1）2000年3月，在广东广州天麓湖郊野公园9人采食致命鹅膏，9人均死亡。

（2）2004年4月，在广东清远一家6人采食致命鹅膏中毒，有5人死亡。

（3）2005年3月，在广东广州华南植物园5人采食致命鹅膏中毒，有2人死亡。

（4）2011年3月，在广东深圳凤凰山9人采食致命鹅膏中毒，有3人死亡。

（5）2013年4月，在广东东莞塘厦3人采食致命鹅膏中毒，有2人死亡。

（6）2013年4月，在广东东莞长安镇莲花山12人采食致命鹅膏中毒，有6人死亡。

（7）2014年4月，在广东深圳梧桐山2人采食致命鹅膏中毒，2人均死亡。

六、毒素中毒机理

致命鹅膏含有极毒的环肽毒素，正常人误食50 g（1两），如不及时救治就可致命。

这些毒素的主要靶器官是肝脏和肾脏，人误食致命鹅膏中毒后出现急性肝损害，导致肝功能衰竭，严重者最后因多器官衰竭死亡。

七、临床症状

致命鹅膏中毒过程主要有4个阶段：

（1）潜伏期：6~12小时，最长可在20小时后才出现中毒症状。而其他毒蘑菇中毒常在2小时左右即出现症状。

（2）急性胃肠炎期：6~48小时，恶心、呕吐、剧烈腹痛、"霍乱型"腹泻等表现，此时肝功能暂时正常，常有临床据此将白毒伞中毒判断为胃肠炎型食物中毒，是错误的！

（3）假愈期：48~72小时，胃肠炎症状消失或减轻，但肝功能异常，出现黄疸，谷草转氨酶（AST）、谷丙转氨酶（ALT）和胆红素开始上升。注意：此时误判危险！患者或医生临床误认为病情好转而出院进而导致耽误救治。

（4）内脏损害期：72～96小时，重新出现腹痛、带血样腹泻等症状，肝功能迅速恶化，转氨酶急剧上升，可高达几千甚至几万，肝、肾功能恶化，凝血功能出现障碍，引起内出血，最后导致多脏器功能衰竭。

中毒严重者最后肝、肾、心脏、脑、肺等多脏器功能衰竭，一般在5～10天死亡。

备注：本科普文章在第三届南方健康科普大赛获南方健康科普图文类优秀奖。

（供稿：黄秋菊；专业审核：邓旺秋、陈建东）

第三节 铅绿褶菇——中毒人数最多的毒蘑菇

一、认识铅绿褶菇

铅绿褶菇，又称大青褶伞，拉丁学名为 *Chlorophyllum molybdites*（Meyer: Fr.）Mass.，隶属于真菌界（Fungi）、担子菌门（Basidiomycota）、伞菌纲（Agaricomycetes）、伞菌目（Agaricales）、蘑菇科（Agaricaceae）、青褶伞属（*Chlorophyllum*）。

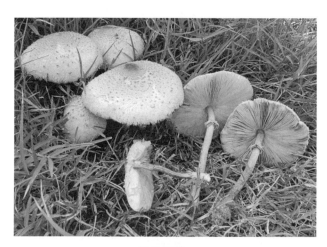

铅绿褶菇1

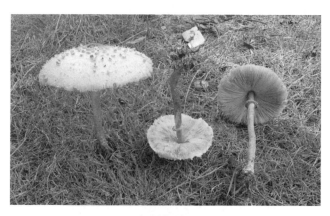

铅绿褶菇2

第五章　毒蘑菇中毒防控

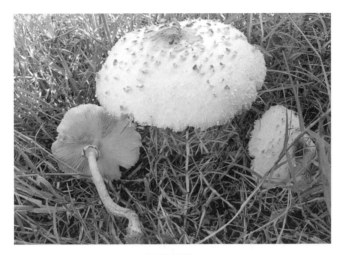

铅绿褶菇3

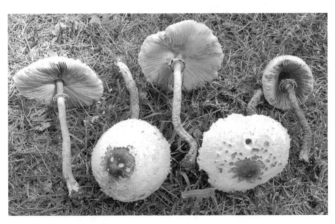

铅绿褶菇4

铅绿褶菇分布较为广泛,在我国的广东、海南、香港、广西、云南、台湾等热带地区以及湖南、江西、浙江、贵州、四川等亚热带地区均有分布。

夏、秋季节生长在草地、路边、花圃或菜园中。

在广东3—11月均可出现,常生长于雨后的公园或小区草坪上,甚至垃圾堆旁、菜地、香蕉地、荒地等。

主要外形识别特征:子实体个体较大,菌盖直径5～25 cm,最大可达30 cm,幼时半球形,成熟后平展近伞形,中部稍凸起,表面有暗褐色或褐紫色鳞片,边缘鳞片减少或脱落;菌柄菌肉伤后变褐色;有菌环,菌环位于菌柄上位;菌褶离生(菌褶内端不与菌柄相接触),幼时白色,成熟后为青褐色或淡青绿色,因此得名铅绿褶菇。

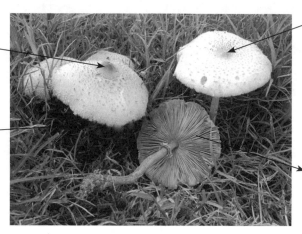

铅绿褶菇5

铅绿褶菇被误采误食，主要是因为它容易与一种外貌与它极为相似的可以食用的脱皮大环柄菇（*Macrolepiota detersa*）混淆。脱皮大环柄菇与铅绿褶菇的主要区别是前者的菌褶在生长过程中一直为白色而非铅绿色，这是一般人不容易观察到的特征。

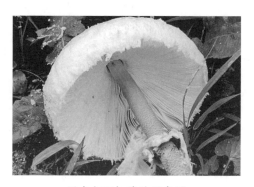

脱皮大环柄菇的形态图

二、铅绿褶菇中毒情况、毒性及临床症状

铅绿褶菇是华南乃至我国引起中毒事件最多的毒蘑菇种类之一。据广东省科学院微生物研究所统计，2000—2020年，广东省发生64起铅绿褶菇中毒事件，211人中毒，无死亡。

铅绿褶菇含有胃肠道刺激毒素，可引起胃肠炎型中毒表现。一般在误食后15分钟至3小时开始出现症状（潜伏期）。

主要表现为恶心、呕吐、腹绞痛、腹泻等胃肠道症状，患者可伴有焦虑、发汗、畏寒和心跳加速等。当呕吐、腹泻严重时，因电解质丢失、失衡可致肌肉痉挛，脱水严重可致全身循环功能障碍。

（供稿：黄秋菊；专业审核：邓旺秋、陈建东）

第四节　近江粉褶蕈——貌似"荔枝菌"的毒蘑菇

一、认识近江粉褶蕈、学名及分类学地位

近江粉褶蕈，又称奥米粉褶蕈、黄条纹粉褶蕈，拉丁学名为 *Entoloma omiense*（Hongo）E. Horak，隶属于真菌界（Fungi）、担子菌门（Basidiomycota）、伞菌纲（Agaricomycetes）、伞菌目（Agaricales）、粉褶蕈科（Entolomataceae）、粉褶蕈属（*Entoloma*）。

近江粉褶蕈在国内主要分布于广东、江西、云南、贵州等省份。一般出现在每年的4—9月份，主要生长在草地、林地、路边等环境。

主要外形识别特征：

子实体小到中型，菌盖直径2.5~4 cm，初圆锥形，后展开呈斗笠形至近钟形，中部无明显突起，浅灰褐色至浅黄褐色，具明显条纹，表面光滑，边缘整齐。菌褶较密，薄，直生，初白色，成熟后呈粉红色；褶缘整齐，与褶面同色。菌柄中生，圆柱形，等粗或基部略粗，中空，与盖同色，光滑，具纵条纹，基部无细长假根。菌肉白色，薄，气味和味道不明显。

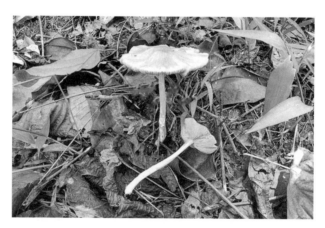

近江粉褶蕈1

第五章 毒蘑菇中毒防控

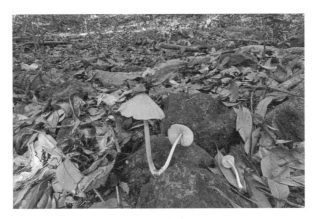

近江粉褶蕈2

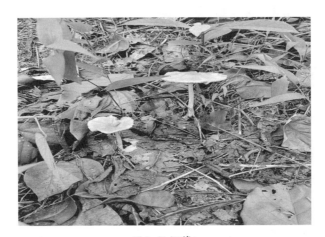

近江粉褶蕈3

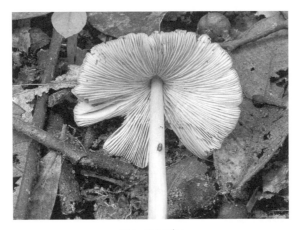

近江粉褶蕈4

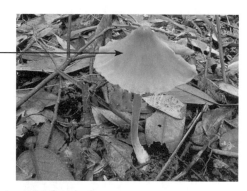

菌盖斗笠形至近钟形，浅灰褐色至浅黄褐色，具明显条纹

近江粉褶蕈形态图

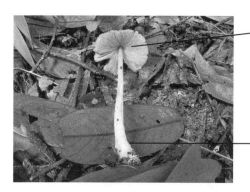

菌褶较密，薄，直生，初白色，成熟后呈粉红色

菌柄圆柱形，基部略粗，具纵条纹，中空，与菌盖同色

近江粉褶蕈形态图

二、近似可食种鉴别

近江粉褶蕈因其外形与著名的野生食用间型鸡㙡（俗称：荔枝菌、夏至菌、蚁巢伞）相似。在广东，近江粉褶蕈经常与鸡㙡菌在荔枝上市的季节大量生长，被当成鸡㙡菌而误采误食，造成中毒事件发生。

其实，仔细观察，二者的差异还是比较明显的：两种菌不属于同一个属。

荔枝菌是鸡㙡属的种类，菌盖顶端有非常明显的尖突，菌褶多为白色，有细长的假根，与白蚁共生。荔枝菌的特征不只出现在荔枝树下，顺着假根往下挖一般能看到白蚁窝。

近江粉褶蕈是粉褶蕈属的种类，菌盖顶端无明显的尖突，菌褶后期为粉色，菌柄基部无细长假根，与白蚁不共生。

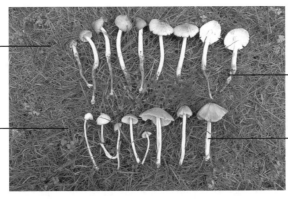

近江粉褶蕈及其相似种间型鸡㙡的识别特征1

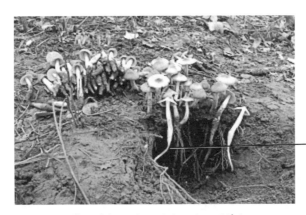

近江粉褶蕈及其相似种间型鸡㙡的识别特征2

三、中毒情况

近年来，近江粉褶蕈在广东已发生10多起中毒事件，导致40余人中毒。

因广东地区有采食荔枝菌的习惯，每年的6月份，正值荔枝菌生长的季节，也是误食近江粉褶蕈中毒的频发期。

近江粉褶蕈的中毒类型为胃肠炎型，误食后30分钟至3小时发病，中毒主要症状为恶心、呕吐、腹泻、腹痛等，一般对症治疗几天后痊愈。

（供稿：黄秋菊；专业审核：邓旺秋、陈建东）

第五节 亚稀褶红菇——红菇属"头号杀手"

一、认识亚稀褶红菇

亚稀褶红菇,又称亚稀褶黑菇、亚黑红菇等。拉丁学名为 *Russula subnigricans* Hongo,隶属于真菌界(Fungi)、担子菌门(Basidiomycota)、伞菌纲(Agaricomycetes)、伞菌目(Agaricales)、红菇科(Russulaceae)、红菇属(*Russula*)。

亚稀褶红菇分布较广,在我国主要分布于广东、广西、云南、湖南、江西、安徽、贵州、重庆和四川等省份。

一般出现在每年的 7—9 月份,生于马尾松与栲树等混交林或阔叶林中。

二、主要识别特征

主要外形识别特征:

子实体中到大型,菌盖直径 6~12 cm,成熟后菌盖向上翻卷,中部下凹,呈漏斗状,菌盖表面呈灰白色、浅灰色至灰褐色,菌盖边缘无沟纹。

菌肉和菌褶均为白色,受伤后易变红色。

菌褶厚,稍密至稍稀疏,不等长,直生,脆而易碎。

菌柄浅灰色,粗短,一般为 5~9 cm,菌柄内部松软。

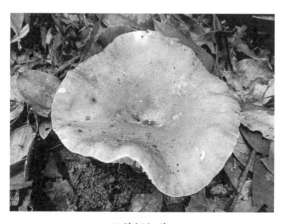

亚稀褶红菇1

特征1：菌盖表面呈灰白色、浅灰色至灰褐色或灰黑色。

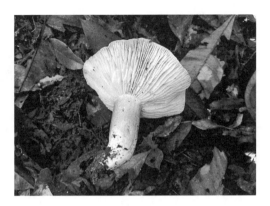

亚稀褶红菇2

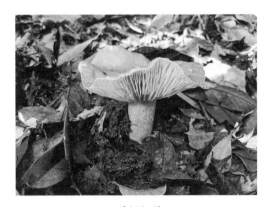

亚稀褶红菇3

特征2：菌褶稍稀疏，菌柄较短。

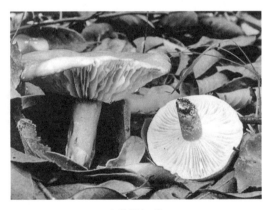

亚稀褶红菇4

特征3：菌肉和菌褶均为白色，受伤后变红色。

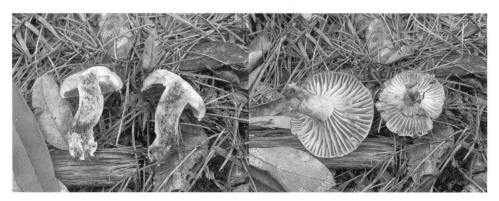

亚稀褶红菇5

（图片来源：陈作红等《毒蘑菇识别与中毒防治》）

三、近似可食种鉴别

亚稀褶红菇在外观上与老百姓经常采食的红菇属其他灰褐色的可食用种类极为相似，如俗称"火炭菌"的稀褶红菇（*Russula nigricans*）和密褶红菇（*Russula densifolia*）。

它们的主要外观识别特征是稀褶红菇的菌褶较稀疏，密褶红菇的菌褶较密，而亚稀褶红菇的菌褶疏密介于两者之间。

但疏密是相对的，没有对比的情况下很难判断。

在野外，这3种红菇可以生长在同一环境中，采集者单从外观特征很难将它们区分开来，因此很容易误食亚稀褶红菇而中毒。

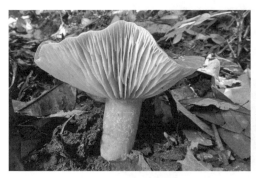
亚稀褶红菇（剧毒）

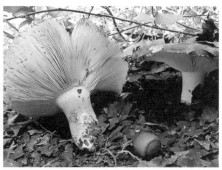
密褶红菇（可食用）

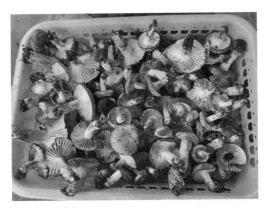

稀褶红菇（可食用）

四、中毒情况

亚稀褶红菇是剧毒种类，中毒死亡率高。

2021年9月广东梅州曾发生一起一家三口误食亚稀褶红菇中毒死亡的严重事件。

根据中国疾病预防控制中心李海蛟等人统计，2018—2021年我国发生了47起亚稀褶红菇中毒事件，144人中毒，12人死亡。

亚稀褶红菇的中毒类型为横纹肌溶解型，误食后发病较快，一般在10分钟至1小时出现恶心、呕吐、腹痛、腹泻等胃肠炎症状。24小时后出现全身乏力，肌肉痉挛性疼痛，明显的腰背痛、胸闷、心悸、呼吸急促困难。血尿或酱油色尿液。肌酸激酶急剧上升，达数万或数十万单位，严重者最后导致多器官衰竭而死亡。

备注：本科普文章获广州市医学会医学科普学会首届科普作品大赛优秀奖。

（供稿：黄秋菊；专业审核：邓旺秋、陈建东）

第六节　拟灰花纹鹅膏——我国剧毒鹅膏种类之一

一、认识拟灰花纹鹅膏

拟灰花纹鹅膏，拉丁学名为 *Amanita fuligineoides* P. Zhang & Zhu L. Yang，隶属于真菌界（Fungi）、担子菌门（Basidiomycota）、伞菌纲（Agaricomycetes）、伞菌目（Agaricales）、鹅膏科（Amanitaceae）、鹅膏属（*Amanita*），为剧毒鹅膏菌。

拟灰花纹鹅膏一般出现在每年的4—9月份，生于壳斗科植物等林地上，主要分布于我国广东、湖南、云南、江西等地区。

主要外形识别特征：

拟灰花纹鹅膏也有剧毒鹅膏种类的典型特征，即"头上戴帽（菌盖），腰间系裙（菌环），脚上穿靴（菌托）"，但其菌环很薄，容易脱落，成熟后菌体经常只剩下"帽"和"靴"了。

子实体中型至大型，菌盖直径7～14 cm，表面呈灰褐色至暗褐色，中部色较深，具深色纤丝状隐生花纹或斑纹，边缘无条纹。

菌肉白色。

菌褶白色，短菌褶近菌柄端渐变窄。

菌柄表面被灰褐色细小鳞片，基部球茎状至近棒状。

菌托浅杯状，白色。

菌环顶生至近顶生，膜质，白色至淡灰色。

担孢子球形至近球形。

特征1：菌盖具深色纤丝状隐生花纹或斑纹。

特征2：菌环顶生至近顶生，菌柄被有灰褐色细小鳞片，基部膨大至近球状。

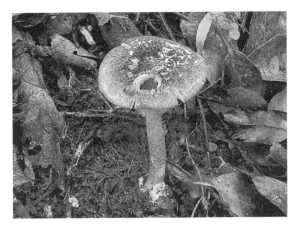

拟灰花纹鹅膏1

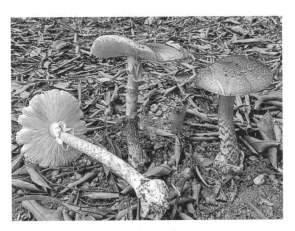

拟灰花纹鹅膏2

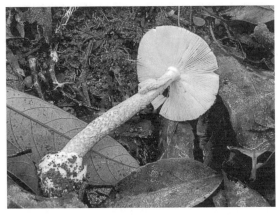

拟灰花纹鹅膏3

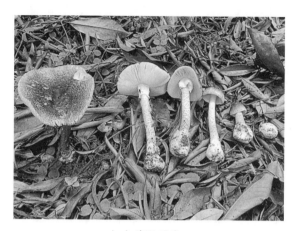

拟灰花纹鹅膏4

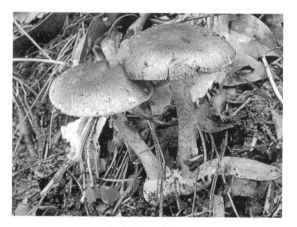

拟灰花纹鹅膏5

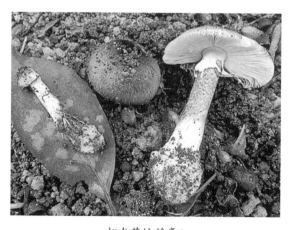

拟灰花纹鹅膏6

二、近似可食种鉴别

拟灰花纹鹅膏容易与可食用的草鸡㙡鹅膏（*Amanita caojizong* Zhu L. Yang, Yang Yang Cui, & Qing Cai）相混淆。但后者菌盖颜色较均匀，菌柄白色，无灰褐色鳞片，菌环两面均为白色，菌托更发达，担孢子宽椭圆形至椭圆形。

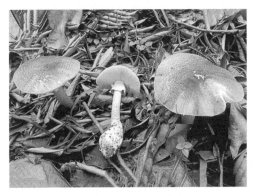

拟灰花纹鹅膏（剧毒）

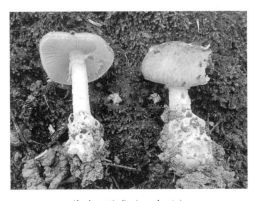

草鸡㙡鹅膏（可食用）

三、中毒情况

拟灰花纹鹅膏是剧毒种类，中毒死亡率高。据不完全统计，近年来广东多地已发生误食拟灰花纹鹅膏中毒事件 4 起，导致 14 人中毒、5 人死亡。

拟灰花纹鹅膏的中毒类型为急性肝损伤型，其含有极毒的环肽毒素，这类毒素化学性质稳定，耐高温、耐干燥和耐酸碱，一般的烹饪加工不会破坏其毒性，所以即使高温煮熟，其毒性仍较强。

拟灰花纹鹅膏与致命鹅膏的中毒症状及发病过程相似，也表现为4个阶段：

潜伏期：6～12小时，最长可在20小时后才出现中毒症状，而其他毒蘑菇中毒常在2小时左右即出现症状。

急性胃肠炎期：6～48小时，有恶心、呕吐、剧烈腹痛、"霍乱型"腹泻等表现，此时肝功能暂时正常，容易被误诊为胃肠炎型蘑菇中毒。

假愈期：48～72小时，胃肠炎症状消失或减轻，但肝功能异常，出现黄疸，谷草转氨酶（AST）、谷丙转氨酶（ALT）和胆红素开始上升。注意：此时如误认为病情好转或出院，耽误救治时间，是非常危险的。

内脏损害期：72～96小时，重新出现腹痛、带血样腹泻等症状，肝功能迅速恶化，转氨酶急剧上升，可高达几千甚至几万，肝、肾功能恶化，凝血功能出现障碍，引起内出血，最后导致多脏器功能衰竭。

中毒严重者最后肝、肾、心脏、脑、肺等多脏器功能衰竭，一般5～10天死亡。

（供稿：黄秋菊；专业审核：邓旺秋、陈建东）

第七节　欧氏鹅膏——名副其实的"肾脏杀手"

一、认识欧氏鹅膏

欧氏鹅膏，拉丁学名为 *Amanita oberwinkleriana* Zhu L. Yang & Yoshim.，隶属于真菌界（Fungi）、担子菌门（Basidiomycota）、伞菌纲（Agaricomycetes）、伞菌目（Agaricales）、鹅膏科（Amanitaceae）、鹅膏属（*Amanita*）。

欧氏鹅膏一般出现在每年的 5—10 月，集中出现在 6—8 月，在华南地区最早可在 3 月中旬出现，生于壳斗科植物或者以壳斗科和松科为主的混交林地上，分布范围较广，主要分布于我国广东、云南、四川、贵州、重庆、湖南、湖北、安徽、江苏、浙江、台湾、海南、河南、河北、北京、山西等地区。

主要外形识别特征：

欧氏鹅膏外形和造成急性肝损害的裂皮鹅膏（*Amanita rimosa*）十分相似，也有剧毒鹅膏种类的典型特征，即"头上戴帽（菌盖），腰间系裙（菌环），脚上穿靴（菌托）"。

子实体中小型，菌体白色。

菌盖直径 3～6 cm，白色，有时米黄色，光滑，菌盖边缘无沟纹或条纹，有时有 1～3 大片白色膜质菌幕残余。

菌肉白色，伤不变色。

菌褶离生，稍密，白色。

菌柄白色，长 5～7 cm，直径 0.5～1 cm，圆柱形，常被有白色反卷纤毛状或绒毛状鳞片，基部膨大呈腹股状，白形至白萝卜状。

菌环上位，白色，膜质。

菌托浅杯状至苞状或几乎无，白色。

担孢子（8～10.5）um×（6～8）um，椭圆形，光滑，无色，淀粉质。

特征 1：菌体白色，菌盖边缘无沟纹，菌柄基部膨大呈腹股状至白萝卜状。

特征 2：菌环上位，菌柄上被有白色反卷纤毛状或绒毛状鳞片。

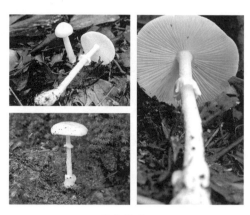

欧氏鹅膏1

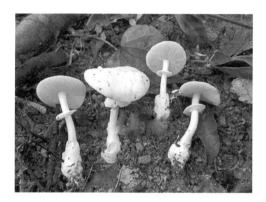

欧氏鹅膏2

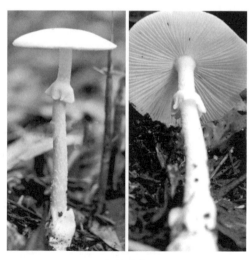

欧氏鹅膏3

二、欧氏鹅膏、裂皮鹅膏与白条盖鹅膏鉴别

（1）欧氏鹅膏与剧毒的裂皮鹅膏在夏、秋季节常出现于同一树林中，且子实体外形特征相似，但后者菌环近顶生，菌柄上的鳞片稀少。

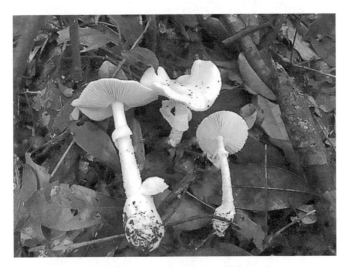

欧氏鹅膏（急性肾衰竭型）

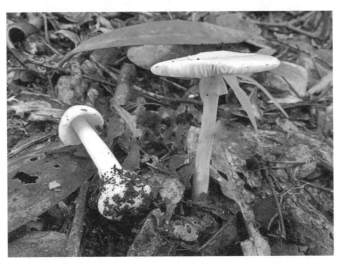

裂皮鹅膏（急性肝损害型）

（2）欧氏鹅膏与可食用的白条盖鹅膏（*Amanita chepangiana*）较为相似。但后者子实体个体较大，菌盖边缘有明显的条纹，菌环上位至近顶生，菌柄中空，基部不膨大，无球状体。

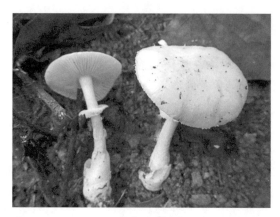

欧氏鹅膏（有毒）

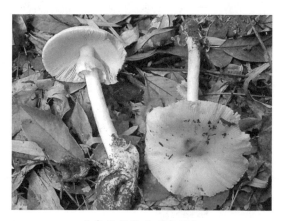

白条盖鹅膏（可食用）

三、中毒情况

欧氏鹅膏有毒，谨慎采食。据不完全统计，2017—2021 年，欧氏鹅膏在我国至少引发了 34 起中毒事件，造成 69 人中毒。

欧氏鹅膏的中毒类型为急性肾衰竭型，误食之后会有 8～12 小时的潜伏期，随后出现呕吐、腹泻、腹疼等胃肠炎症状。误食后 1～4 天会出现肝肾损害的症状，转氨酶升高至约为正常水平上限的 15 倍，反映出肝功能中度受损。肾功能损害则表现为急性肾小管间质肾病，临床表现为少尿或者无尿，生化指标表现为血液中的肌酐和尿素氮升高。

（供稿：黄秋菊；专业审核：邓旺秋、陈建东）

第八节 残托鹅膏有环变型
——一种神经精神毒性的灰伞

一、认识残托鹅膏有环变型

残托鹅膏有环变型，拉丁学名为 *Amanita sychnopyramis* f. subannulata Hongo，隶属于真菌界（Fungi）、担子菌门（Basidiomycota）、伞菌纲（Agaricomycetes）、伞菌目（Agaricales）、鹅膏科（Amanitaceae）、鹅膏属（*Amanita*）。

残托鹅膏有环变型一般出现在每年的4—9月份，生于阔叶林或针阔叶混交林等林地上，属于树木外生菌根菌，主要分布于我国广东、湖南、云南、广西、海南等地区。

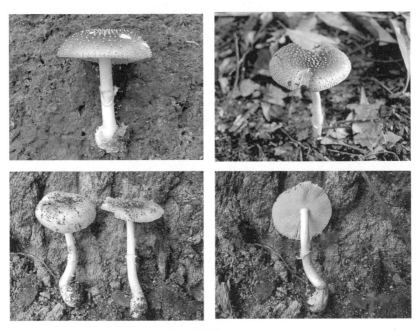

残托鹅膏有环变型1

主要外形识别特征：

残托鹅膏有环变型也有毒鹅膏的部分特征，即"头上戴帽（菌盖），腰间系裙（菌环）"，但其"脚上"没有"穿靴（菌托）"，且菌环容易脱落，成熟后菌体经常只剩下"帽"。

子实体中等大小。

菌盖直径 3～8 cm，凸镜形至平展，浅褐色至深褐色，盖缘颜色较浅且具明显的条纹或棱纹，有白色至浅灰色的角锥状至圆锥状鳞片，基部色较深。

菌肉白色，伤不变色。

菌褶离生，不等长，白色。

菌柄长 5～11 cm，直径 0.7～1.5 cm，圆柱形，近白色至淡褐色。

基部膨大，呈近球状至腹鼓状，上半部被疣状、小颗粒状至粉末状的菌托。

菌环中下位至中位。

担孢子（6.5～8.5）μm×（6～8）μm，球形至近球形，光滑，无色，非淀粉质。

特征1：菌盖表面有细小锥鳞，菌环中下位至中位。

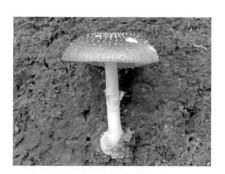

残托鹅膏有环变型2

特征2：菌柄基部膨大呈近球状至腹鼓状，菌托退化，呈疣状、小颗粒状至粉末状排列。

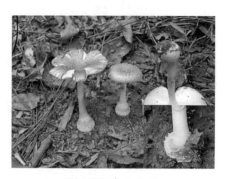

残托鹅膏有环变型3

二、近似种鉴别

残托鹅膏有环变型外观上与同样具有神经精神型毒性的小豹斑鹅膏（Amanita parvipantherina）较为相似。但后种菌盖颜色淡褐色至淡黄褐色，菌幕残余主要为疣状，菌环上位，担孢子宽椭圆形至椭圆形。

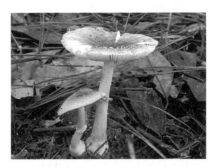

残托鹅膏有环变型4（有毒）

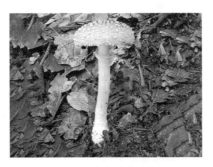

小豹斑鹅膏（有毒）

三、残托鹅膏有环变型毒性及临床症状

残托鹅膏有环变型的中毒类型为神经精神型。

该类型毒性的毒蘑菇误食后发病较快，一般在15分钟至2小时内发病。

发病症状主要表现为眩晕、恶心、呕吐、乏力，有时四肢出现颤抖，神志不清，严重者出现昏迷。

备注：本科普文章获第四届南方健康科普大赛优秀奖（图文类）。

（供稿：黄秋菊；专业审核：邓旺秋、陈建东）

第九节　纯黄白鬼伞——花盆里常见的毒蘑菇

一、认识纯黄白鬼伞

纯黄白鬼伞，拉丁学名为 *Leucocoprinus birnbaumii*（Corda）Sing，隶属于真菌界（Fungi）、担子菌门（Basidiomycota）、伞菌纲（Agaricomycetes）、伞菌目（Agaricales）、蘑菇科（Agaricaceae）、白鬼伞属（*Leucocoprinus*）。

纯黄白鬼伞一般出现在每年的4—9月份，生于林中地上、路边、菜地或者室内的花盆中，分布于我国大部分地区，常见于华南地区。

菌盖初呈种子形，后平展，中部具有脐凸，肉质，边缘浅黄色，中部橘黄色至黄色，被有黄色、硫黄色至黄褐色鳞片，菌盖边缘具细密的辐射状条纹。

菌肉乳白色至淡黄色。

菌褶离生，乳黄色。

菌柄圆柱形，乳黄色至黄色，基部明显膨大。

菌环中上位，上表面乳黄色至黄色，下表面淡黄色，易脱落。

特征1：菌盖浅黄色至黄色，表面有黄色、硫黄色至黄褐色鳞片，边缘有辐射状条纹。

特征2：菌环中上位，菌柄基部膨大。

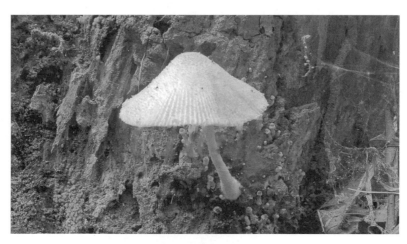

纯黄白鬼伞1

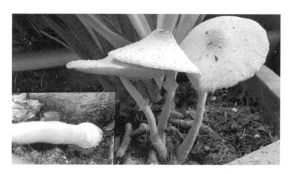

纯黄白鬼伞2

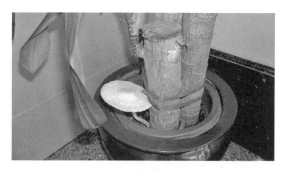

纯黄白鬼伞3

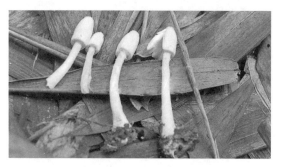

纯黄白鬼伞4

二、毒性及临床症状

纯黄白鬼伞的中毒类型为胃肠炎型,在误食后30分钟至3小时发病,中毒主要症状为恶心、呕吐、腹泻、腹痛等,一般对症治疗几天后可痊愈。

(供稿:黄秋菊;专业审核:邓旺秋、陈建东)

第十节 裂皮鹅膏

一、认识裂皮鹅膏

裂皮鹅膏，拉丁学名为 *Amanita rimosa*，隶属于真菌界（Fungi）、担子菌门（Basidiomycota）、伞菌纲（Agaricomycetes）、伞菌目（Agaricales）、鹅膏科（Amanitaceae）、鹅膏属（*Amanita*）。子实体含有多种鹅膏肽类毒素，常引起严重的中毒死亡事件。

裂皮鹅膏在6月份生于阔叶林或者混交林地上。

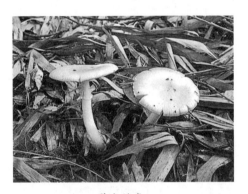

裂皮鹅膏1

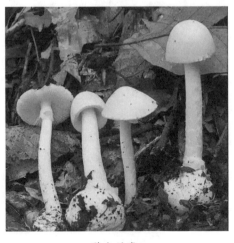

裂皮鹅膏2

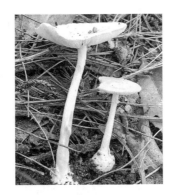
裂皮鹅膏3

子实体小至中等。

菌盖直径5~8 cm，纯白色，有时中部呈米黄色，边缘有时有辐射状裂纹，无沟纹，表面细绒毛状。

菌褶白色，离生。

菌柄白色，有时被白色细小鳞片，基部膨大近球形。

菌托浅杯状，白色。

菌环近顶生，膜质，白色。

担子具4小梗，担孢子球形至近球形，大小（7~8.5）μm×（6.5~8）μm。

裂皮鹅膏与灰花纹鹅膏并称"黑白双煞"，两者黑白分明，小个头的剧毒蘑菇具有和其他剧毒鹅膏相似的特征——"头上戴帽（菌盖），腰间系裙（菌环），脚上穿靴（菌托）"。

特征1：菌盖纯白色，有时中部呈米黄色；边缘有时有辐射状裂纹，无沟纹；表面细绒毛状。

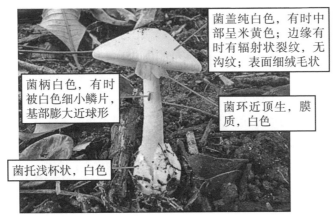
裂皮鹅膏4

特征2：菌柄白色，有时被白色细小鳞片，基部膨大近球形；菌环近顶生，膜质，白色；菌托浅杯状，白色。

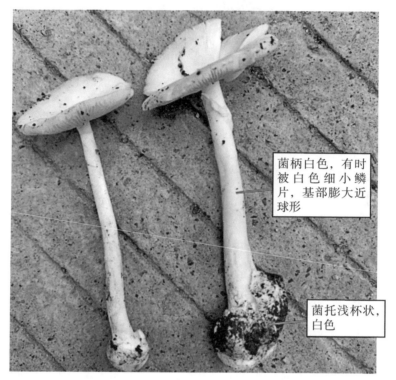

裂皮鹅膏5

二、近似种鉴别

球基蘑菇子实体中等至较大。

菌盖直径4～12 cm，初期近卵形、扁半球形，后期近扁平，中部有宽的突起，表面白色至浅黄白色，平滑或似有丝光，触摸处呈污黄色，边缘附有菌幕残片。

菌肉厚，白色或带微黄色。

菌褶离生，初期污白至粉灰红色，最后紫黑褐色，密，不等长。

菌环膜质，白色，其下面是呈放射状排列的棉状絮状物，生柄之上部。

菌柄近圆柱形，稍弯曲，白色，触摸处呈污黄，光滑，长5～8 cm，粗1～2.5 cm，中空，基部明显膨大近球形。

孢子光滑，椭圆至宽椭圆或近卵圆形，褐黑色，(6.5～10) μm×(3.5～5) μm。

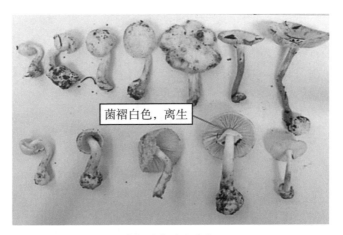

裂皮鹅膏（有毒）

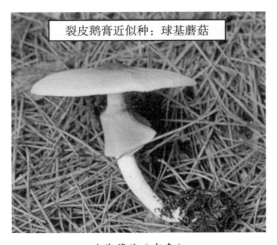

球基蘑菇（有毒）

三、毒性及临床症状

剧毒！对肝、肾等脏器毒性大。中毒患者病死率较高。

2014—2019 年，在湖南省长沙、湘潭、永州、株洲等地发生 10 多起中毒事件，导致多人中毒，死亡超过 10 人；2016 年 5 月 6 日，广东省报道首起进食裂皮鹅膏致死 4 人事件；2017 年 6 月 26 日，武汉报告一起 4 人中毒事件，所幸经抢救患者均痊愈。

（供稿：陈建东）

第十一节 异味鹅膏——有刺鼻气味的鹅膏

一、认识异味鹅膏

异味鹅膏，拉丁学名为 *Amanita kotohiraensis* Nagas. & Mitani，隶属于真菌界（Fungi）、担子菌门（Basidiomycota）、伞菌纲（Agaricomycetes）、伞菌目（Agaricales）、鹅膏科（Amanitaceae）、鹅膏属（*Amanita*）。

异味鹅膏，在6—9月份生于阔叶林或针阔混交林中地上，是广州市白云山常见的毒菌。

担子果小型至中等，常有刺鼻气味。

菌盖直径5～8 cm，幼时近半球形，后期扁平至平展，有的中央稍下陷，白色，有的中央米色；边缘常悬垂有絮状物，平滑无棱纹。

菌肉白色。

菌褶浅黄色，离生，密集。

菌柄长6～13 cm，直径0.5～1.5 cm，近圆柱形，白色，被白色细小鳞片；内部实心至松软，白色，不变色；基部膨大，近球形，直径1.5～4 cm。

菌环上位至近顶生，白色，膜质，宿存或在菌盖伸展中常撕破而悬垂于菌盖边缘或破碎消失。

担孢子（7.5～9.5）μm×（5.0～6.5）μm，宽椭圆形至椭圆形，无色透明，光滑，薄壁。

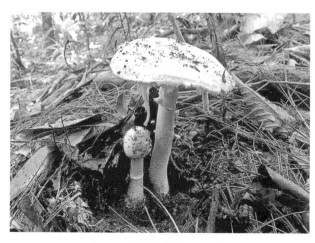

异味鹅膏1

特征1：菌盖边缘常悬垂有絮状物，平滑无棱纹；菌肉白色；菌褶浅黄色，离生，密集。

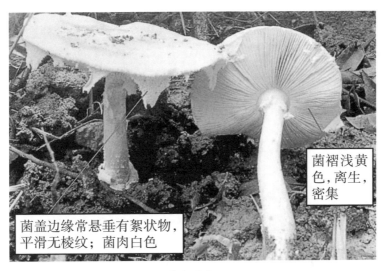

异味鹅膏2

特征2：菌盖幼时近半球形，后期扁平至平展，有的中央稍下陷，白色，有的中央米色；菌环上位至近顶生，白色，膜质，宿存或在菌盖伸展中常撕破而悬垂于菌盖边缘或破碎消失。

特征3：菌柄近圆柱形，白色，被白色细小鳞片；基部膨大，近球形。

特征4：菌柄内部实心至松软，白色，不变色。

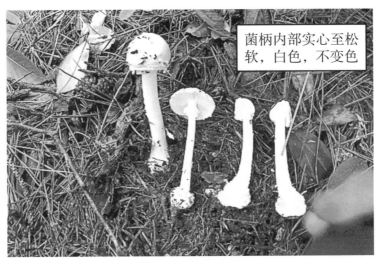

异味鹅膏3

三、毒性及临床症状

急性肾毒性。

临床表现近似急性肝损害型中毒,但其主要靶器官为肾脏,出现少尿或无尿,肾功能损害比肝功能损害更严重。

(供稿:陈建东)

第十二节 拟卵盖鹅膏

一、认识拟卵盖鹅膏

拟卵盖鹅膏，拉丁学名为 *Amanita neoovoidea* Hongo，隶属于真菌界（Fungi）、担子菌门（Basidiomycota）、伞菌纲（Agaricomycetes）、伞菌目（Agaricales）、鹅膏科（Amanitaceae）、鹅膏属（*Amanita*）。

拟卵盖鹅膏在7—9月份生于针阔混交林中地上。

菌盖直径5~13 cm，幼时半球形或扁半球形，后期扁平；污白色，湿时表面稍黏，有粉末状物，往往覆盖大片浅土黄色菌托残片；边缘无条纹，表皮延伸撕裂呈附属物。

菌肉白色，稍厚，伤后稍暗色且带红色。

菌褶白色带浅土黄褐色，离生，密，不等长，边沿有细粉粒。

菌柄长8~14 cm，粗1.2~2.2 cm，呈棒状，基部延伸后近纺锤状，白色至污白色，表面似粉状或棉毛状鳞片。

菌托苞状，呈浅土黄色（同菌盖鳞片），内部实心或松软近白色。

菌环呈一层棉絮状膜，逐渐破碎脱落。

孢子宽椭圆形，无色，光滑，(7~9.5) μm×(5~7) μm，糊性反应。

特征1：菌盖幼时半球形或扁半球形，后期扁平；污白色，湿时表面稍黏，有粉末状物，往往覆盖大片浅土黄色菌托残片；边缘无条纹，表皮延伸撕裂呈附属物。

特征2：菌肉白色，稍厚，伤后稍暗色且带红色。菌褶白色带浅土黄褐色，离生，密，不等长，边沿有细粉粒。

特征3：菌柄呈棒状，基部延伸后近纺锤状，白色至污白色，表面似粉状或棉毛状鳞片；下部菌托苞状，呈浅土黄色（同菌盖鳞片），内部实心或松软近白色。菌环呈一层棉絮状膜，逐渐破碎脱落。

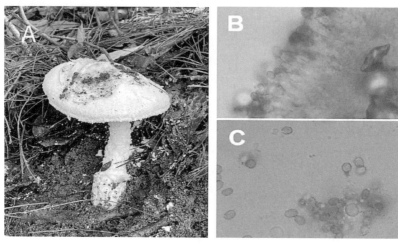

A 子实体，B 孢子，C 担孢子

拟卵盖鹅膏各期形态学鉴定特征

（图片来源：陈作红、杨祝良、图力古尔、李泰辉编著《毒蘑菇识别与中毒防治》，科学出版社2016年版。）

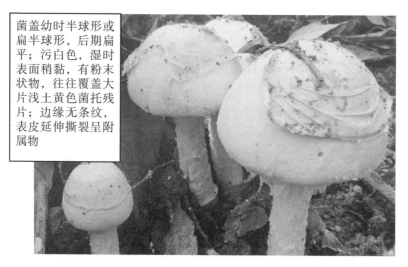

菌盖幼时半球形或扁半球形，后期扁平；污白色，湿时表面稍黏，有粉末状物，往往覆盖大片浅土黄色菌托残片；边缘无条纹，表皮延伸撕裂呈附属物

拟卵盖鹅膏1

第五章　毒蘑菇中毒防控

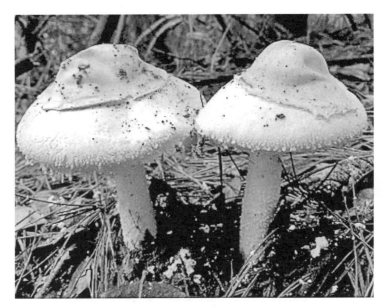

拟卵盖鹅膏2

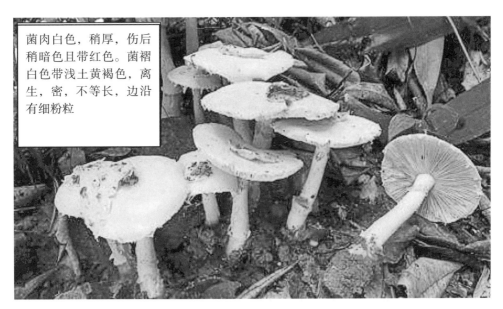

菌肉白色，稍厚，伤后稍暗色且带红色。菌褶白色带浅土黄褐色，离生，密，不等长，边沿有细粉粒

拟卵盖鹅膏3

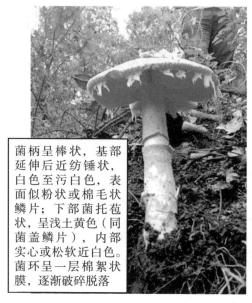

拟卵盖鹅膏4

二、毒性及临床症状

急性肾衰竭型。

肾前性肾损伤以消化道症状为主，预后良好；原发性肾损伤中以肝损伤为主的患者死亡率高，预后差，以肾损伤为主的患者预后较好；横纹肌溶解导致的继发性肾损伤预后差，死亡率高。

大剂量拟卵盖鹅膏腹腔注射可致昆明小鼠急性肾损伤，肾脏病理改变主要是急性肾小管坏死。

拟卵盖鹅膏中毒在我国时有报道。

陈作红调查我国南方1994—2012年发生的102起蘑菇中毒事件，其中拟卵盖鹅膏中毒事件5起，15人中毒，2人死亡。

李泰辉等人统计2000—2019年华南地区发生的有毒鹅膏中毒事件，其中拟卵盖鹅膏中毒4人，无死亡病例报道。

中国疾病预防控制中心统计2019—2021年我国蘑菇中毒事件发现，拟卵盖鹅膏中毒事件共5起，6人中毒，无死亡病例报道。

（供稿：陈建东；专业审核：邓旺秋）

第十三节　毒蘑菇中毒风险提示（一）

一、什么是蘑菇

蘑菇或蕈菌一般泛指肉眼可见、能徒手采摘的大型真菌，为长出地面的肉质或胶质的子实体。多由菌盖、菌柄、菌托和菌环等组成，以菌盖最为明显。菌盖形状呈伞形、钟形、斗笠形、球形或半球形、扇形、漏斗形等各式各样，颜色也是多种多样。

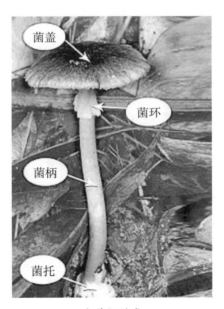

灰花拉鹅膏

二、什么时候在哪里能够看到野生蘑菇

野生蘑菇广泛分布于全国各地，生长环境呈多样性，在能生长绿色植物的地方几乎都可以找到，以草原、树林地带最为多见。

蘑菇一年四季都可生长，广州5—8月最多，3—4月也有，一般在雨后天晴时最为多见。

一些野生蘑菇可以作为食品和药品，但有不少种类有毒，可致食用者中毒甚至死亡。

三、什么是毒蘑菇

毒蘑菇又称毒蕈或毒菌，是指人食用后出现中毒症状的大型真菌。

蘑菇中毒根据临床表现主要分为 8 种类型：胃肠炎型、急性肝损害型、神经精神型、溶血型、光敏性皮炎型、急性肾损害型、横纹肌溶解型和其他类型。

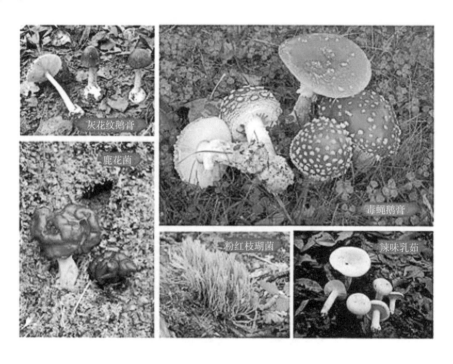

四、临床常见毒蘑菇中毒类型

（一）胃肠炎型蘑菇中毒

引起胃肠炎型的蘑菇种类很多，主要有蘑菇属、牛肝菌属、青褶伞属、粉褶菌属、陀螺菌属、黏滑菇属、湿伞属、垂暮菇属、乳菇属、高大环柄菇属、类脐菇属、鬼笔属、鳞伞属、枝瑚菌属、赤褶菌属、红菇属、硬皮马勃属、乳牛肝菌属、口蘑属和粉孢牛肝菌属等。

胃肠炎型蘑菇中毒在毒蘑菇中毒案例中占绝大多数，是极常见的中毒类型。

中毒症状多出现在进食毒蘑菇后 10 分钟至 2 小时，表现为剧烈的恶心、呕吐、腹痛、腹泻等胃肠道症状。一般预后较好，但严重者可因脱水、电解质紊乱出现休克、昏迷，甚至死亡。

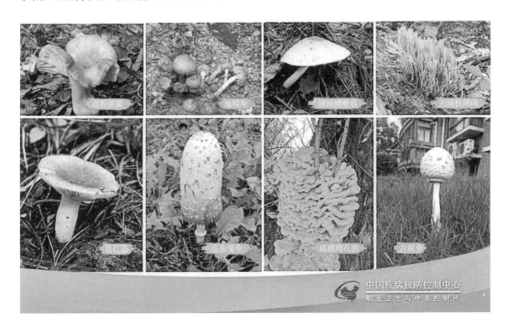

（二）神经精神型蘑菇中毒

引起神经精神型中毒的毒蘑菇种类较多，如鹅膏属、丝盖伞属、牛肝菌属、杯伞属、斑褶菇属、小菇属、裸伞属、球盖菇属和光盖伞属等。

该类中毒多在进食 10 分钟至 6 小时发病，主要表现为精神症状，如兴奋、狂躁、幻视、幻听等，并伴有胃肠道症状，同时可有瞳孔缩小、多汗、唾液增多、流泪等症状。一般预后良好。

（三）急性肝损害型蘑菇中毒

导致急性肝损害型中毒的蘑菇品种类型为鹅膏属的一些剧毒种类，还包含环柄菇属和盔孢伞属的一些种类。在广州最为常见的就是致命白毒伞——毒蘑菇"头号杀手"。

致命白毒伞在广州市乃至广东省频频引起食物中毒事件，甚至中毒死亡事件。据不完全统计，2000—2019 年，广东因误食毒蘑菇中毒人数有 600 多人，死亡 70 人，其中因误食致命白毒伞引起的中毒就有 130 人，死亡47人。

该类中毒一般多在进食后数小时至30小时发病,也有少数在半小时内发病。早期可出现明显的胃肠道症状,多数患者在胃肠道症状好转后有1~2天的"假愈期",之后出现明显肝功能损伤,少数患者可伴有心脏和肾脏等多脏器损害。

病情严重者可因暴发性肝功能衰竭和/或呼吸循环衰竭死亡。

此类型是我国毒蘑菇中毒死亡率最高的类型。

致命白毒伞长什么样子?

致命鹅膏,就是俗称的"致命白毒伞"。

"白毒伞"则是几种白色毒蘑菇的统称,常导致进食者急性肝损害而死亡。

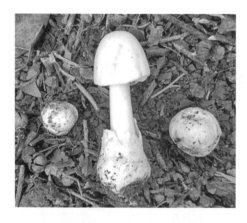

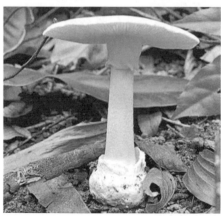

(图片来源:广东省微生物研究所,2020年2月摄于白云山)

1. 生活环境与习性

常在黧蒴锥的树荫下群生或散生，大量生长于广东春季温暖多雨的3、4月（潮湿温暖的回南天后更易生长），5—7月也有少量出现。

2. 毒性

剧毒，一个约 50 g（一两）的致命白毒伞所含毒素的量足以毒死一个 50 kg 的成年人。

其毒素主要为毒伞肽和毒肽类，在新鲜的蘑菇中其毒素含量甚高。

这些毒素对人体肝、肾、血管内壁细胞及中枢神经系统的损害极为严重，可使人体内多器官衰竭而死亡。

3. 临床表现

致命白毒伞引起的中毒潜伏期长达 24 小时，一般为 6~12 小时。

误食后主要出现恶心、呕吐、腹泻、腹痛等急性胃肠炎症状，称为"胃肠炎期"，部分严重患者病情迅速恶化，出现休克、昏迷、抽搐、全身广泛出血、呼吸衰竭，甚至在短时间内死亡。

4. 临床可以出现"假愈期"

急性肝损害型毒蘑菇中毒病程中，患者常在早期胃肠道症状好转后，不再有任何中毒症状，患者自觉康复，此期一般持续 1~2 天，医学上称为"假愈期"。

"假愈期"常会让人忽视病情的严重性，导致错过最佳救治时机。

五、毒蘑菇中毒如何自救

（1）催吐。在中毒者神志清楚的情况下尽快催吐。可用手指抠咽部或用器具压迫舌根部即可引起呕吐。可反复多次，尽量把胃内食物呕吐出来，以减少毒素吸收。

（2）停食。停止继续食用疑似食物，采取措施促进胃肠中食物排出体外。一起就餐者也应及时采取催吐措施。

（3）立即就医。中毒后立刻到正规医院救治，无论是否有症状，同餐者都要就医。最好携带剩余蘑菇样品，以备鉴定蘑菇的种类，确定有效的治疗措施和判断预后。

六、土办法判断蘑菇是否有毒不可靠

既然蘑菇有能吃的和有毒不能吃的,民间就使用土办法判断野外蘑菇是否有毒。下列几种经验性判断野生蘑菇是否有毒的方法都是高度危险的:

(1)看颜值!鲜艳有毒。

(2)看形状!奇特有毒。

(3)看神器!银针变黑有毒。

(4)看大蒜!同煮变黑有毒。

(5)看昆虫!生虫无毒。

(6)看乳汁!有乳汁无毒。

这些都是不靠谱的!就是经验丰富的老生物专家,对野生蘑菇种属的甄别,都需要借助专业的工具和手段,比如用显微镜观察其子孢子等细微结构、用试剂测试其组织的反应结果等。

(供稿:陈建东)

第十四节 毒蘑菇中毒风险提示（二）

> 春夏之交，广州进入毒蘑菇中毒多发期！
> 提醒：不采、不买、不食野生蘑菇！

广州地区毒蘑菇中毒事件多发于春夏之交的雨季之后，多是因家庭误采误食野生蘑菇或网络购买野生蘑菇引起的。

近期在珠三角山野发现致命白毒伞滋生，也发生毒蘑菇中毒个案。为有效预防毒蘑菇中毒事件，特推出此文。

一、毒蘑菇中毒临床类型

（一）胃肠炎型中毒——最常见的中毒类型

该类型中毒为食后 10 分钟至 2 小时发病，表现为呕吐、腹泻等胃肠炎症状，致死率低。

此类型代表的常见毒蘑菇为铅绿褶菇。

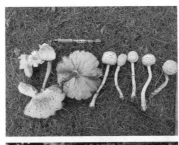
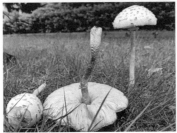
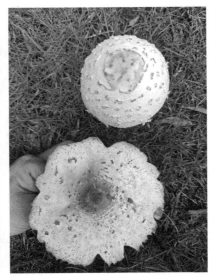

铅绿褶菇

（二）神经精神型中毒

该类型中毒为食后10分钟至6小时内发病，表现神经兴奋的症状，甚至有神经错乱、幻觉。此类型不致死。

此类型代表的常见毒蘑菇为球基鹅膏。

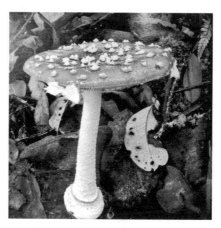

球基鹅膏

（三）内脏损害型中毒——引起死亡的主要类型

该类型中毒为严重破坏内脏，甚至干细胞，会致器官衰竭，直到死亡，有很高的致死率。

此类型代表的常见毒蘑菇为致命鹅膏（也称为致命白毒伞）。

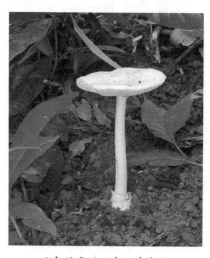

致命鹅膏（致命白毒伞）

（四）溶血型中毒

该类型中毒多在食后6~12小时发病，可致溶血性贫血、黄疸、血红蛋白尿、尿毒症，可致死。

此类型代表的常见毒蘑菇为东方桩菇。

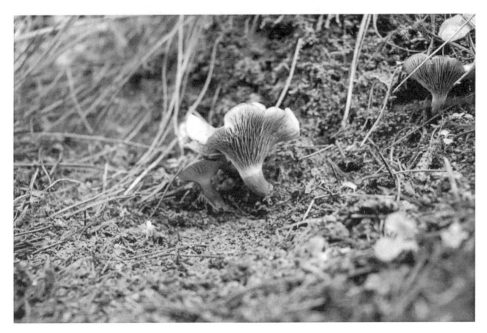

东方桩菇

（五）呼吸型中毒

该类型中毒为食后20分钟至1小时、最长达24小时发病，表现为心肌炎、呼吸麻痹，甚至急性肾功能衰竭。

此类蘑菇毒性剧烈，具有很高的致死率。

（六）皮肤型中毒

该类型中毒在食后1~2天发病，表现为皮肤过敏，轻微者皮肤出现红斑，严重者皮肤出现红肿，阳光照射可让症状加重。

二、中毒常见原因

（1）野生蘑菇种类多样，生长的不同阶段外形各异，鉴别困难。

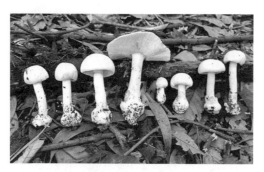

致命鹅膏（有毒）

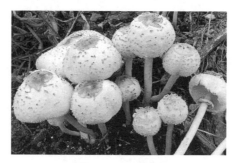

铅绿褶菇（有毒）

（2）人的因素：有的人因过于自信而误采误食，有的人因不懂被误导误食。

（3）网络销售渠道：菇干制品鉴别更困难，网购干蘑菇质量监管困难。

三、预防蘑菇中毒——对野生蘑菇说三不！

（一）不采摘

到郊外时，不要因为好奇或为满足口腹之欲而采摘野生蘑菇或来源不明、路边草丛的野生蘑菇。至今还没有找到快速可靠的毒蘑菇鉴别方法，我们不要轻易采摘不认识的蘑菇。

（二）不购买

请勿在路边摊贩随便购买蘑菇，即使在正规市场上购买野生蘑菇，也不能放松警惕，尤其是没吃过或不认识的野生蘑菇，不要偏听偏信、轻易购买。

（三）不食用

家庭要慎食野生蘑菇，集体聚餐、餐饮服务、民俗旅游等不要加工食用野生蘑菇，以确保饮食消费安全。

四、野生蘑菇中毒后怎样急救

（1）催吐：尽早清除胃内食物。
（2）尽快送医：越快越好，千万别拖延。
（3）同餐者：宜及早就医。
（4）保留剩余蘑菇样本：鉴定品种，协助救治。

（供稿：陈兆乾；专业审核：陈建东）

第十五节　毒蘑菇中毒风险提示（三）

> 假期旅游和日常网络购买蘑菇及其干制品，慎防毒蘑菇中毒！

吃野生菌有风险！

2023年7月，云南有位姑娘因为吃菌中毒进了医院，躺在病床上手舞足蹈，还说看见了小人、云彩、小精灵。被好友拍下后上传到网络，结果登上了微博热搜。竟有部分网友留言说要网购一些回去体验一下这种奇妙的感觉。

在这里我们提醒各位，因为有趣和好奇而在旅游或网络上购买的菌子，一定不要轻易尝试！严重的会导致肾衰竭，甚至威胁生命。

即便幸存也会对身体造成不可逆的影响。

许多毒蘑菇的外表同可食用蘑菇相差无几，比如正红菇与毒红菇，仅凭肉眼分辨，极易混淆。

将无毒的蘑菇鉴别出来，对于"新手"来说并非易事。

一、如何区分有毒蘑菇和可食用蘑菇

蘑菇形态千差万别，对于非专业人士，无法从外观、形态、颜色等方面区分有毒蘑菇与可食用蘑菇，没有一个简单的标准能够将有毒蘑菇和可食用蘑菇区分开来。

民间一些鉴别有毒蘑菇的方法不可靠，主要有以下一些误区：

（1）"颜色鲜艳的蘑菇有毒，颜色普通的蘑菇没毒。"

事实上我国的一些剧毒蘑菇，如灰花纹鹅膏、亚稀褶红菇都是灰色的，致命鹅膏、裂皮鹅膏都是纯白色的。

（2）"蘑菇跟大蒜、米、银器、瓷片等一起煮，这些东西颜色变黑有毒，没变颜色就无毒。"

这种说法也是错误的，我国的一些剧毒蘑菇跟大蒜、大米一起煮，大蒜、大米的颜色并不变黑。

（3）"生虫、生蛆的蘑菇没毒。"

很多昆虫、动物对毒素的吸收与作用和人是不一样的。剧毒的鹅膏菌成熟烂掉后很容易生虫、生蛆，甚至剧毒的鹅膏菌经口喂养小白鼠，小白鼠都不会死亡。

（4）"受损变色或者有分泌物的蘑菇有毒。"

受损变色或者有乳汁流出是很多科属（牛肝菌科、红菇科）的一个特征。实际上，牛肝菌科和红菇科的很多种类是可以食用的，因此，不能凭受损变色或者有分泌物来判断蘑菇是否有毒。

（5）"长在潮湿处或家畜粪便上的蘑菇有毒，长在松树下等清洁地方的蘑菇无毒。"

蘑菇是否有毒与生长环境没有关系，因为有毒蘑菇与其他蘑菇生长的环境是一样的。

因此，蘑菇是否有毒，目前没有简单易行的鉴别方法。预防毒蘑菇中毒的根本办法就是——不要采摘、购买和食用野生蘑菇！

若是在野外见到蘑菇蠢蠢欲动，可以选择掏出手机，让"度娘"代替你"吃"！

二、蘑菇中毒事件触目惊心

在广州，蘑菇中毒集中发生在3—9月，蘑菇中毒在同期发生的食物中毒中的死亡占比极高，可见毒蘑菇中毒危害之大。

3月是致命白毒伞的生长旺季。导致人员死亡的中毒事故主要集中在3月、8月和9月。这期间，广东地区雨量充沛，适合野生蘑菇生长，是中毒事故升高的主要原因。

发生中毒的起因多为随意采食蘑菇，通过网络购买蘑菇干制品也有可能误食毒蘑菇。

2016年5月9日，广东某地，5名外来务工人员因误采、食用裂皮鹅膏菌，导致5人均因多脏器功能衰竭而死亡。

蘑菇中毒事件年年都有发生，提示我们不能掉以轻心。

三、远离毒蘑菇的几个建议

（一）不采摘

大家不要因为好奇或为满足口腹之欲而采摘野生蘑菇或来源不明的蘑菇。

对于路边草丛、深林野迹的野生蘑菇，由于鉴别毒菌并不容易，大家最好不要轻易采摘不认识的蘑菇。

（二）不买卖

注意勿在路边摊贩购买蘑菇，尤其是在人生地不熟的地方旅游时更是如此。即使在正规市场上购买野生蘑菇，也不能放松警惕，特别是没吃过或不认识的野生蘑菇，不要偏听偏信，轻易买来食用。

节日期间是网络购物与旅游购物高峰，不排除购买蘑菇干制品的情况。蘑菇品种繁多，鉴别困难，干制后的食用蘑菇更难通过经验与毒蘑菇甄别。

干制蘑菇品种常常导致供货商、销售商和消费者在收购、消费中鉴别困难，误用、误吃经常发生。

（三）不食用

欲避免毒蘑菇中毒事件，饮食关键在于不随意食用野生蘑菇。

集体聚餐、餐饮服务、民俗旅游等尽量不要加工食用野生蘑菇，以确保饮食消费安全。

（四）预警宣传

不要轻信民间或网传的一些没有科学依据的毒蘑菇鉴别方法，做到人人知晓随意采食野生蘑菇的危害性，尤其是前往具有潮湿土壤适合菌类生长的公园、植物园、旅游区、林场等地需提高防范意识，防止误采误食毒蘑菇。

近期毒蘑菇中毒风险提示：

目前旅游购物、网络线上购物成为市民日常购物常态，国内多个旅游资源丰富的地区大多是食用真菌的主要产区，蘑菇品种多且美味，深受市民喜爱。

毒蘑菇鉴别困难，线上销售蘑菇商家监管困难，毒菌导致的胃肠炎型散发病例发现困难。线上购物导致毒蘑菇中毒的食源性疾病，仍可能对我们的食品安全构成威胁。

（供稿：陈建东）

第十六节 毒蘑菇中毒风险提示（四）

一、毒蘑菇中毒事件频发

国家食品安全风险评估中心统计，2010—2020 年，我国上报毒蘑菇中毒事件 10036 起，38676 人中毒，788 人死亡；毒蘑菇中毒人数占食物中毒总人数的 31.8%；中毒死亡人数占食物中毒死亡人数的 47.44%。

近 10 年来，全国除西藏外，其他省份均有毒蘑菇中毒事件发生。中毒事件高发前五的省份为云南、湖南、贵州、四川、江西，起数占 79.7%，中毒人数占 80.3%，死亡人数占 74.6%。

毒蘑菇中毒事件高发季节为 5—10 月，该时段发生起数占 94.1%，中毒人数占 92.4%，死亡人数占 97.2%，其中 7—8 月份为最高峰。

我国主要毒菌类群包括鹅膏属（Amanita）、丝盖伞属（Inocybe）、口蘑属（Tricholoma）、红菇属（Russula）、乳菇属（Lactarius）等。

不同品种毒蘑菇可引起各种临床表现，不同临床分型包括的种类、临床特点和预后情况总结如下表。

蘑菇中毒临床分型特点与预后汇总

临床	种类	临床特点	预后
急性肝损害型	鹅膏菌属、灰孢菌属、环柄菇属等	潜伏期通常＞6 小时，一般 10～14 小时，初期表现为胃肠道症状，消化道症状可一过性缓解消失，即假愈期，36～48 小时后出现黄疸、出血、凝血酶原时间延长、胆酶分离、急性肝衰竭、多器官功能障碍，甚至死亡	高致死
急性肾衰竭型	鹅膏菌属、丝膜菌属等	潜伏期通常＞6 小时，表现为少尿，血肌酐、尿素氮升高，急性肾衰竭	可致死
溶血型	桩菇属、红角肉棒菌等	潜伏期 0.5～3 小时，表现为少尿、无尿、尿血红蛋白、贫血、急性肾衰竭、休克、弥散性血管内凝血，严重时导致死亡	可致死

（续表）

临床	种类	临床特点	预后
横纹肌溶解型	亚稀褶红菇、油黄口蘑等	潜伏期10分钟至2小时，表现为乏力、四肢酸痛、恶心、呕吐、色深尿、胸闷等，后期可致急性肾衰竭，因呼吸循环衰竭而死亡	高致死
胃肠炎型	青褶伞属、乳菇属、红菇属、牛肝菌科等	潜伏期绝大多数＜2小时，表现为电解质紊乱、休克	良好
神经精神型	鹅膏菌属、丝盖伞属、小菇属、裸盖菇属、裸伞属等	潜伏期＜2小时，表现为出汗、流涎、流泪、谵妄、幻觉、共济失调、癫痫、妄想等	良好
光敏性皮炎型	污胶鼓菌、叶状耳盘菌等	潜伏期最短3小时，通常为1～2天，表现为日晒后在颜面、四肢出现突发皮疹，自觉瘙痒	良好

全国各地导致蘑菇中毒事件的毒蘑菇种类略有不同，比如：

云南的毒蘑菇很多，剧毒种类有灰花纹鹅膏、欧氏鹅膏、黄盖鹅膏、黄盖鹅膏白色变种、纹缘盔伞、褐鳞环柄菇和亚稀褶黑菇。

贵州省疾病预防控制中心数据，既往引发毒蘑菇中毒事件的主要有灰花纹鹅膏、拟灰花纹鹅膏、淡红鹅膏、假淡红鹅膏、裂皮鹅膏、欧氏鹅膏、秋生盔孢伞、条盖盔孢伞、亚稀褶红菇等。

湖南主要致死的毒蘑菇有灰花纹鹅膏、裂皮鹅膏、条盖盔孢伞、肉褐鳞环柄菇等。

在我国导致死亡的毒蘑菇种类主要是一些含鹅膏毒素的剧毒种类和亚稀褶红菇。下文简要介绍一下这两类毒蘑菇。

（一）鹅膏类蘑菇（含鹅膏类毒素）中毒

据统计，我国至少70%以上的毒蘑菇中毒死亡事件是由鹅膏属的种类引起的。其中，灰花纹鹅膏和裂皮鹅膏因一黑一白被称为"蘑界"的"黑白双煞"。这两种野生蘑菇常生于阔叶林或者针阔混交林，具有剧毒鹅膏的3个特征，即"头上戴帽（指有菌盖）、腰间系裙（指有菌环）、脚上穿鞋（指有菌托）"。

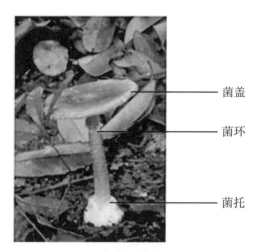

灰花纹鹅膏

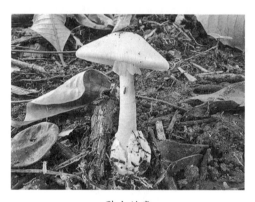

裂皮鹅膏

鹅膏类蘑菇（含鹅膏类毒素）中毒，可明显表现出4个阶段：潜伏期、急性胃肠炎期、假愈期和内脏损害期。

（1）潜伏期：误食鹅膏菌后，一般发病较慢，有6~12小时的潜伏期。

具有潜伏期这一特点对于中毒诊断有很高的价值，因为大多数其他有毒蘑菇食用后2小时以内就表现出不适症状。

（2）急性胃肠炎期：6~48小时，潜伏期过后出现恶心、呕吐、剧烈腹痛、"霍乱型"腹泻等胃肠道症状。

（3）假愈期：48~72小时，胃肠炎期过后，症状消失，近似康复，1~2天内无明显易见症状，容易给临床医生和患者造成一个康复的假象。

在这个阶段尽管临床症状得到改善，但肝功能酶谷草转氨酶、谷丙转氨酶和胆红素开始上升，肾功能也开始恶化。

（4）内脏损害期：72～96小时，假愈期过后，病情迅速恶化，出现肝功能异常和黄疸，肝肿大，转氨酶急剧上升，随着这些酶活性的急剧增加，肝、肾功能恶化，凝血功能被严重扰乱，引起内出血，最后导致肝、肾、心、脑、肺等器官功能衰竭，5～16天中毒病人死亡。

（二）亚稀褶红菇中毒

亚稀褶红菇与老百姓说的火炭菌，即经常采食的红菇属中的其他种类如稀褶红菇、密褶红菇极为相似。

亚稀褶红菇主要生长于马尾松与栲树等山毛榉科植物的混交林中。成熟后中部下凹，呈漏斗状，菌盖表面浅灰色至煤灰黑色，成熟后常向上反卷，边缘无条棱。菌肉白色，受伤后易变红色而不再变黑色；菌褶白色，伤变红色，菌褶厚，稍密至稍稀疏，不等长，脆而易碎；菌柄浅灰色，内部松软。

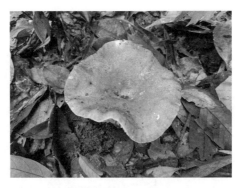

亚稀褶红菇1：菌盖

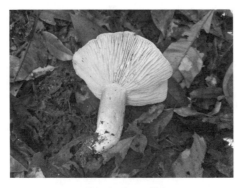

亚稀褶红菇2：菌褶

误食亚稀褶红菇后，一般在1小时内出现不适症状。开始时表现为恶心、呕吐、腹痛、腹泻等，并有乏力感；24小时后，出现全身乏力、肌肉痉挛性疼痛、胸闷、心悸、呼吸急促困难等症状，同时，伴有血尿或血红蛋白尿，生化指标表现为肌酸激酶急剧上升，严重者最后导致多器官功能衰竭死亡。

二、如何预防毒蘑菇中毒

（一）采食蘑菇或者购买蘑菇及干制品，应当注意的事项

（1）不采食野生蘑菇，切勿采集未食用过或不认识的野生蘑菇。

（2）不买野生蘑菇，不在路边摊贩处购买蘑菇，即使到正规市场上购买野生蘑菇，也不能放松警惕，尤其是没吃过或不认识的野生蘑菇，不要偏听偏信、轻易买来食用。

（3）鉴别野生蘑菇目前没有简单易行的方法，民间流传的一些识别方法经证明并不可靠。

（4）吃前拍照、保留蘑菇样品。

（二）"蘑菇党"人群聚餐或外出旅游如何预防毒蘑菇中毒

最好的方法是选择食用人工栽培的蘑菇，或是能识别的蘑菇品种。

进食蘑菇后出现中毒症状，应马上催吐，并立即送医。

进食蘑菇后超过6小时才出现中毒症状者，建议及早转至定点中毒专业医院救治！

快乐出行，珍爱生命，告别毒蘑菇！

避免蘑菇中毒的最有效方法是不采摘、不食用野生蘑菇！

（供稿：邓海涛；专业审核：陈建东）

第十七节　毒蘑菇中毒风险提示（五）

> 广州地区毒蘑菇中毒好发于
> 春夏之交雨季之后
> 多是误采误食野生蘑菇引起！

据国家食品安全风险评估中心统计，2020年我国有约8000人误食毒蘑菇，74人死亡。广东省卫生健康委公布，2023年4—5月，广东省共报告3起较大级别突发公共卫生事件，均为毒蘑菇中毒事件（东莞、珠海、云浮各1起），累计报告病例17例，死亡7例。

我国毒蘑菇中毒事件具有地域性强、病死率高等特点，毒蘑菇中毒对人民群众身体健康和生命安全有着极大的威胁，已经成为我国突出的公共卫生问题。

毒蘑菇亦称毒蕈或毒菌，是一种大型真菌的子实体，食用后对人或畜禽类产生中毒反应的物种。

许多毒蘑菇的外表同可食用蘑菇相差无几，比如无毒的密褶红菇、稀褶红菇与剧毒的亚稀褶红菇，凭肉眼对其单独辨认，极易混淆，只有将3种蘑菇摆在一起对比，才能看出区别。

将无毒的蘑菇鉴别出来，对于普通人来说并非易事。

过去3年，"广东疾控i健康"微信公众号开辟"预防毒蘑菇中毒"专栏，在每年毒蘑菇中毒高发季推出预防毒蘑菇中毒的科普宣传。本文对相关常识再次进行科普。

一、临床常见的毒蘑菇中毒类型

毒蘑菇中毒根据临床表现主要分为8种类型——胃肠炎型、急性肝损害型、神经精神型、溶血型、光敏性皮炎型、急性肾损害型、横纹肌溶解型和其他类型。

（一）胃肠炎型蘑菇中毒

胃肠炎型蘑菇中毒在毒蘑菇中毒案例中占大多数，潜伏期为15分钟至2小时，以剧烈的恶心、呕吐、腹痛、腹泻等胃肠道症状为主，预后较好，但严重腹泻易致脱水、电解质紊乱、休克、昏迷，甚至死亡情况发生。

近年来，国内的调查发现在我国引起胃肠炎型中毒的主要种类有大青褶伞、拟乳头状青褶伞、网孢海氏牛肝菌、肥脚白鬼伞、有毒新牛肝菌、黄粉末牛肝菌、日本红菇、点柄黄红菇、琥珀乳牛肝菌、铅紫牛肝菌、苦粉孢牛肝菌和新苦粉牛肝菌。

（二）急性肝损害型蘑菇中毒

急性肝损害型蘑菇中毒潜伏期在6～30小时之间，病例早期先出现腹痛、腹泻或呕吐等消化道不适症状，消化道症状好转后有1～2天的"假愈期"，之后出现明显肝功能损伤，少数患者可伴有心脏和肾脏等多脏器损害。病情严重者可因暴发性肝功能衰竭和/或呼吸循环衰竭死亡。

此类型是我国毒蘑菇中毒死亡率最高的类型，导致此类型中毒的蘑菇品种类型主要为鹅膏属的一些剧毒种类，还包含环柄菇属和盔孢伞属的一些种类，在广州常见的致命白毒伞属于此类。

近年来在我国引起中毒死亡事件的剧毒鹅膏种类主要有灰花纹鹅膏、致命鹅膏、淡红鹅膏、假红鹅膏、裂皮鹅膏等。

（三）神经精神型蘑菇中毒

神经精神型蘑菇中毒在毒蕈中毒事件中也占较大比例，潜伏期为10分钟至6小时，以兴奋、狂躁、幻视、幻听等精神症状为主要表现，同时可伴腹痛、腹泻或呕吐等消化道症状和瞳孔缩小、多汗、唾液增多、流泪、嗜睡甚至昏迷等神经系统症状，此类中毒一般预后良好。

引起神经精神型中毒的毒蘑菇种类较多，如丝盖伞属和杯伞属均属此种类，还有毒蝇鹅膏、豹斑鹅膏、鹿花菌、苏梅岛裸盖菇、粉黄黄肉牛肝菌、华丽新牛肝菌和红孔牛肝菌等所导致的中毒也可引起神经精神型中毒。

（四）溶血型蘑菇中毒

溶血型蘑菇中毒潜伏期一般为30分钟至3小时，出现恶心、呕吐、腹泻、血红蛋白尿、贫血等症状，严重者导致急性肾衰竭、休克、急性呼吸衰竭等并发症，可致死。

引起溶血型中毒的蘑菇种类主要是卷边桩菇。

（五）光敏性皮炎型蘑菇中毒

潜伏期较长，最快食后3小时发病，一般在1～2天发病。主要表现为"晒伤"样红、肿、热、刺痒、灼痛。开始多感到面部肌肉抽搐，火烧样热，手指和脚趾疼痛，严重者皮肤出现颗粒状斑点，针刺般疼痛，发痒难忍。发病过程中伴有恶心、呕吐、腹痛、腹泻、乏力、呼吸困难等症状，且在日光下会加重。经4～5天后渐好转，病程长者可达15天。

在我国，引起光敏性皮炎型的毒蘑菇主要有两种，一种为污胶鼓菌，另一种为叶状耳盘菌。

（六）急性肾损害型蘑菇中毒

急性肾损害型蘑菇中毒近似急性肝损害型中毒，但其主要靶器官为肾脏，出现少尿或无尿，肾功能损害比肝功能损害更严重。

在东亚地区和我国，能引起急性肾损害的种类有假褐云斑鹅膏、赤脚鹅膏、拟卵盖鹅膏和假褐云斑鹅膏近似种。

（七）横纹肌溶解型蘑菇中毒

横纹肌溶解型蘑菇中毒的潜伏期在15分钟至2小时，早期表现为恶心、呕吐、腹泻、腹痛等消化道症状，6～12小时后出现酱油色尿、肌肉疼痛、肢体无力等横纹肌溶解症状，严重者可导致多器官衰竭，甚至死亡。

亚稀褶红菇是能引起横纹肌溶解型的毒蘑菇。

二、毒蘑菇中毒如何自救

（1）催吐。在中毒者神志清楚的情况下尽快催吐，可用手指抠咽部或用器具压迫舌根部即可引起呕吐。可反复多次，尽量把胃内食物呕吐出来，以减少毒素吸收。

（2）停食。停止继续食用疑似食物，采取措施促进胃肠中食物排出体外。一起就餐者也应及时采取催吐措施。

（3）立即就医。中毒后立刻到正规医院救治，无论是否有症状，同餐者都要就医。最好携带剩余蘑菇样品，以备鉴定蘑菇的种类，确定有效的治疗措施和判断预后。

土办法甄别野外毒蘑菇是否有毒不靠谱！即使是经验丰富的老生物专家，

对野生蘑菇种属的甄别,都需要借助专业的工具和手段,比如用显微镜观察其子孢子等细微结构、用试剂测试其组织的反应结果等。

如何预防毒蘑菇中毒?

野外的蘑菇,不采!不买!不吃!

(供稿:邱倩文;专业审核:陈建东)

第十八节　毒蘑菇中毒风险提示（六）

最近几年时常听到云南网友称，采食野生蘑菇后，出现腹泻、呕吐、腹痛不适、意识模糊等症状，自述眼前"小人"飞舞，并用双手在空气中抓起了"小人"。

近期还有很多因食用野生蘑菇见"小人"的新闻频频登上热搜。

为什么他们能见到"小人"，我见不到？因为他们吃了见手青啊！那么，什么是见手青？

一、认识见手青

见手青为一类菌子，隶属于牛肝菌科，大部分归到牛肝菌属，也有其他一些属，物种数量庞大，因牛肝菌伤后变为靛蓝色故而得名。

其实，见手青至少有粉、黄、红、紫、黑5种外观色彩。粉见手青有粉盖牛肝菌、红脚牛肝菌、粉被牛肝菌，黄见手青有黄褐牛肝菌、华丽牛肝菌、黄柄牛肝菌，红见手青有兰茂牛肝菌、血红牛肝菌、火红牛肝菌、红脚牛肝菌、砖红绒盖牛肝菌，紫见手青有紫牛肝菌、橙紫牛肝菌等，黑见手青有茶褐牛肝菌、褐盖牛肝菌等。

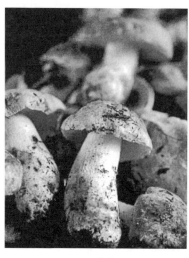
粉见手青

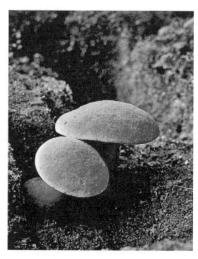
红见手青

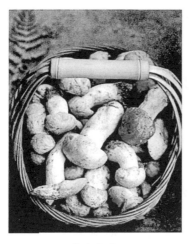 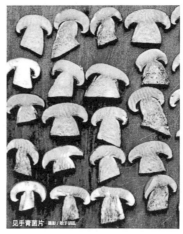

黄见手青　　　　　　　　见手青菌片

兰茂牛肝菌为最常见的见手青之一，也是云南省特有且最常见的致幻菌。

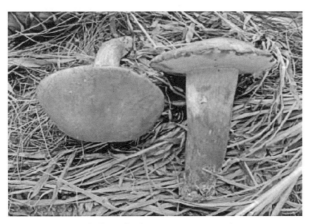

兰茂牛肝菌（*Lanmaoa asiatica*）

二、见手青中毒表现

见手青中毒表现有两个类型。

其一为胃肠炎症型。本类以黄见手青中毒多见，一般在食用后 0.5~1 小时后即可发作，早期表现为恶心、呕吐、腹痛、腹泻，治疗不及时后即出现严重并发症，如腹绞痛、频繁水样带血腹泻，之后患者可有严重脱水，同时伴有电解质紊乱，以及谵妄、昏迷，甚至休克致死等。

其二为神经精神型。本类以红见手青中毒多见，一般在食用后 1~6 小时发病，除了出现胃肠道症状外，以神经精神异常为主，如致幻、精神错乱、抽搐、流涎、大汗、视觉畸变、癫痫，严重者昏迷。

三、为何有时会出现见手青中毒

见手青中毒大多是因为进食没熟透的见手青。

加工时温度或时间不足、切片太厚或炒制不均（存在夹生片）是导致中毒的危险因素。

安全享用见手青的烹制方式是先开水煮熟透，捞起再下油锅加调味料炒制。

四、见手青中毒怎么办

如食用野生蘑菇后，出现恶心、呕吐、腹痛、腹泻、幻觉、视力模糊等症状，就要高度怀疑毒蘑菇中毒了。此时，我们该怎么办呢？

（1）第一时间催吐。可用手指扣咽部或用器具压迫舌根部即可引起呕吐。反复尝试，尽量把胃内的食物呕吐出来，以减少毒素吸收。

（2）及时就医。目前对毒蘑菇中毒尚无特效药，出现中毒后立即到正规医院接受催吐、洗胃、导泻、补液、血液灌流或连续肾脏替代疗法（CRRT）等对症治疗。

（3）同餐者应就医。一起食用过同样蘑菇的人，需密切关注其身体状况，无论是否发病，都需要立即到医院检查。

（4）保留毒蘑菇样本。食用过的剩余蘑菇，应留存检验，以便查明中毒原因。

五、如何预防食用见手青后"小人来相见"

（1）不采摘、不购买、不食用野生蘑菇。预防毒蘑菇中毒措施同样适合预防见手青中毒。

（2）烹饪前处理。烹饪前用水冲洗见手青，注意彻底去除杂质、切掉不新鲜的位置。

（3）切片应均匀。见手青切片时尽量将菌子切得厚薄均匀，这样翻炒时可避免生熟不一致。

（4）注意煮熟炒透。炒前要焯水/蒸15分钟，油要足够多（油多菌子受热更均匀），把菌子中的水分炒干。避免锅上沿或锅铲上有蘑菇切片余留，不停翻炒，确保每一片菌子都能炒熟。

（5）预防交叉污染。盛装过生见手青切片的盘子/容器，建议清洗干净并高温消毒后方可盛装其他食物。

一般而言，见手青经严格处理即可食用，但加工不当或炒熟后沾有生菌子就可能导致中毒发生。

（供稿：颜宇君；专业审核：陈建东）

第十九节　预防野生毒蘑菇中毒宣传纸巾

当心路边蘑菇有毒

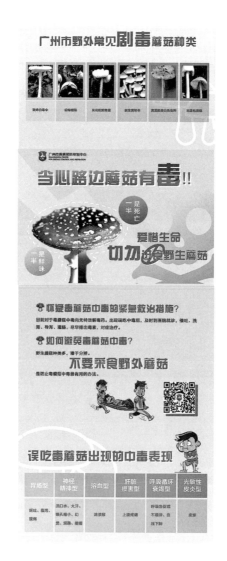

（供稿：马晓薇；专业审核：陈建东）

第二十节　预防野生毒蘑菇中毒宣传海报

一、珍惜生命，切勿采食野生蘑菇

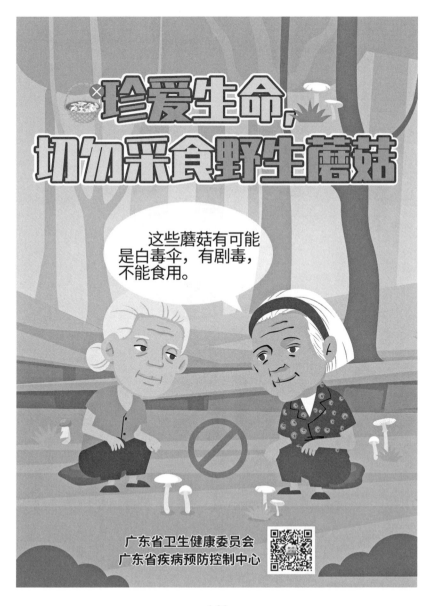

二、当心路边的野蘑菇有毒

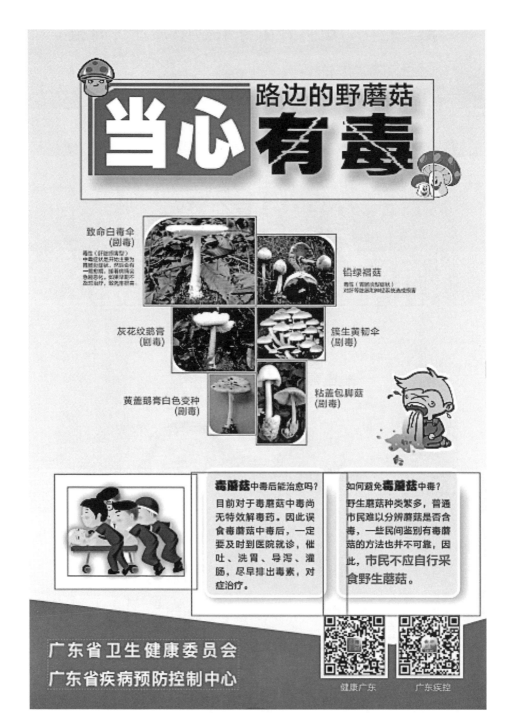

三、这样识别毒蘑菇不可取

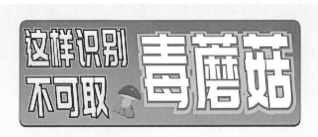

（供稿：卢玲玲）

第二十一节 预防野生毒蘑菇中毒宣传折页

一、野生的蘑菇别乱采

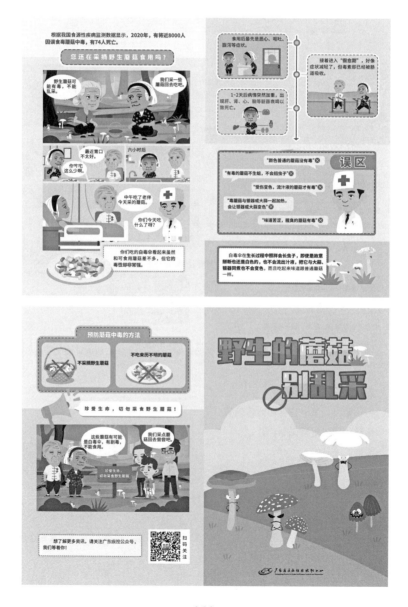

二、当心路边的野蘑菇有毒

毒蘑菇中毒后能治愈吗？

目前对于毒蘑菇中毒尚无特效解毒药。因此误食毒蘑菇中毒后，一定要及时到医院就诊，催吐、洗胃、导泻、灌肠，尽早排出毒素，对症治疗。

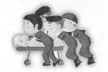

如何避免**毒蘑菇**中毒？

野生蘑菇种类繁多，普通市民难以分辨蘑菇是否含毒，一些民间鉴别有毒蘑菇的方法也并不可靠，因此，**市民不应自行采食野生蘑菇**。

如需获取更多健康相关资讯，请登录

广东省卫生健康委员会
wsjkw.gd.gov.cn

广东省疾病预防控制中心
cdcp.gd.gov.cn

健康广东　　广东疾控

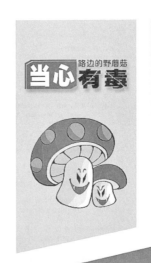

广东省卫生健康委员会
广东省疾病预防控制中心

我省常见的**毒蘑菇**有哪些？

据统计，我省毒蘑菇种类有112种，中毒种类较多的有鹅膏菌、红菇、牛肝菌、丝盖伞、花褶伞等类群。其中最常见的毒蘑菇是铅绿褶菇，我省特有的剧毒蘑菇是白毒伞。

铅绿褶菇
毒性（胃肠炎型症状）
对肝等脏器和神经系统造成损害

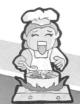

致命白毒伞（剧毒）

毒性（肝脏损害型）
中毒症状是开始出现肠胃炎症状，然后会有一段亚期，接着病情急剧恶化，如果早期不及时治疗，致死率很高。

致命白毒伞在广州3-4月大量生长

灰花纹鹅膏　　探生环柄伞
（剧毒）　　　　（剧毒）

黄盖鹅膏白色变种　　粘盖包脚菇
（剧毒）　　　　　　　（剧毒）

为什么我省经常有**毒蘑菇**中毒的事件发生？

广东省气候潮湿炎热，乡村的灌木丛、草地等地带有毒蘑菇生长，市民常将野生蘑菇当成可食野蘑菇食用而引起中毒。

如果不小心误食
会出现哪些**中毒**表现？

不同的毒蘑菇，因所含毒素不同，会有不同的中毒表现。比如有些中毒表现为呕吐、腹泻、腹痛；有些表现为流口水、大汗、瞳孔缩小、心率减慢、血压下降等，有时会出现幻觉；有些表现为溶血、急性肾脏损害；还有些刚开始表现为呕吐、腹泻、腹痛等症状，之后出现假象好转，若诊疗不及时，最后会出现肝、脑、心、肾等多器官损害并伴有烦躁不安、嗜睡等精神症状，甚至死亡。

三、蘑菇好吃勿自采

春暖花开，雨水的滋润下又到了各种蘑菇疯长时期，不过，千万不要采摘蘑菇食用！野生蘑菇有不少种类有毒，甚至可引起死亡！

什么是毒蘑菇？

毒蘑菇又称毒蕈，是指人食用后出现中毒症状的大型真菌。我国约有400种有毒蘑菇，每年因误食野生毒蘑菇而中毒的事件时有发生，毒蘑菇中毒的死亡率居各类毒物中毒事件之首。

大多数中毒者中，他们并非不知道有毒蘑菇的存在，而是在采食蘑菇时受到了所谓的辨别方法的误导。

错误的毒蘑菇识别方法：

错误一 颜色鲜艳的蘑菇有毒，不鲜艳的无毒

从色彩判断蘑菇是否有毒是无科学依据的，部分色彩不艳丽、长相不好看的野生蘑菇也有毒。比如：

有长相平平但有剧毒的

在广东，导致中毒人数众多的**白毒伞**，外表纯洁朴素，又叫**致命鹅膏**，一个约50克（1两）的白毒伞所含毒素足以毒死一个50公斤的成年人。

有颜色鲜艳却无毒性的

有一些不善伪装的，如**毒蝇鹅膏**，艳丽的衣着就明显警示"我有毒"。

有安全与美貌并重的

也有蘑菇是美貌与安全并重，味道鲜美的，如一些**红菇**。

错误二 可使银器、大蒜、大米等变黑的有毒

蘑菇和银器、大蒜、大米等接触不会产生反应，不会出现变色现象。

错误三 掰开蘑菇有乳汁或变色的有毒

松乳菇、红汁乳菇掰开后会流出汁液，但确实是美味的食用菌。一些牛肝菌断面会变成蓝色，也是可食的。

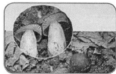

错误四 生蛆或生虫的蘑菇无毒

很多剧毒蘑菇成熟后也会生蛆或生虫。因此这种说法也是毫无科学依据的。

错误五 高温烹煮、煮沸、晒干可祛毒

毒蘑菇的毒素的性质通常很稳定，一般的蒸、煮、炖、烧等烹饪方法或晒干加工都不能把毒素去掉。就算你真的认对了无毒的品种，但是在野外，无毒的蘑菇常常与有毒的蘑菇混生，很容易沾染毒蘑菇菌丝。所以即便吃的蘑菇是无毒的品种，仍然会有中毒的危险。

误食毒蘑菇会出现哪些症状？

若吃了野蘑菇后，很快出现恶心、呕吐、腹泻、腹痛等急性胃肠炎症状或视力模糊，就要高度怀疑毒蘑菇中毒，必须马上前往医院救治，千万不能拖延，否则容易引起昏迷乃至死亡等严重后果。

中毒后如何自救？

目前对毒蘑菇中毒尚无特效解毒药，因此中毒后应立刻到正规医院救治。

最好携带剩余食蘑菇样品，以备鉴定蘑菇的种类，确定有效的治疗措施和判断预后。

在中毒者神志清楚的情况下尽快催吐。可用手指扣咽喉或用器具压迫舌部即可引起呕吐。可反复尝试，尽量把胃内的食物呕吐出来，以减少毒素吸收。

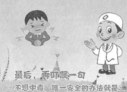

最后，再叮嘱一句

不想中毒，唯一安全的办法就是千万不要采食野蘑菇！！！

如需获取更多健康相关资讯，请登录：
广东省卫生健康委员会
wsjkw.gd.gov.cn

广东省疾病预防控制中心
cdcp.gd.gov.cn

健康广东　　广东疾控

蘑菇 好吃勿自采！

广东省卫生健康委员会
广东省疾病预防控制中心

（供稿：卢玲玲）

附录：毒蘑菇彩色图片

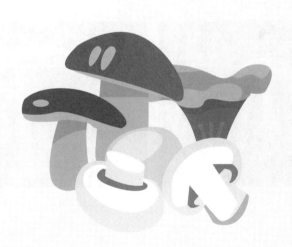

一、致命鹅膏（第五章第二节）

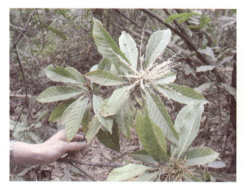

鳞荷锥树

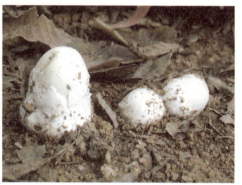

致命鹅膏1：菇蕾期

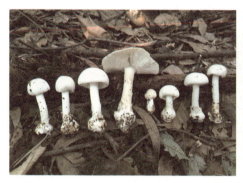

致命鹅膏2：不同生长阶段的子实体

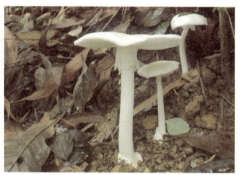

致命鹅膏3：鳞荷锥下

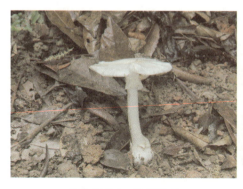

致命鹅膏4：鳞荷锥下

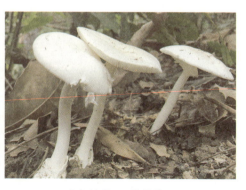

致命鹅膏5：鳞荷锥下

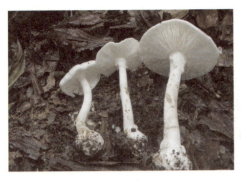
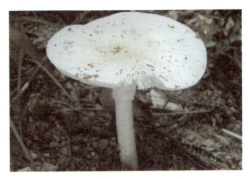

致命鹅膏6：大小菇体+球形菌托+菌环（有脱落）

致命鹅膏可食相似种：白条盖鹅膏

二、铅绿褶菇（第五章第三节）

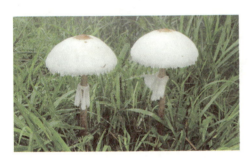
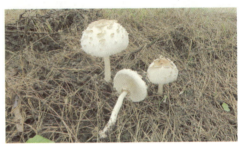

脱皮大环柄菇

铅绿褶菇1

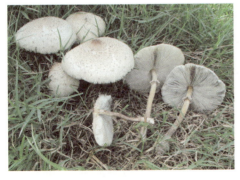
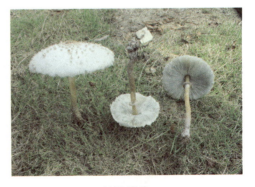

铅绿褶菇2

铅绿褶菇3

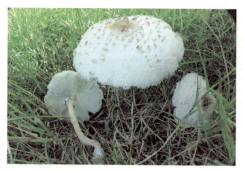

铅绿褶菇4

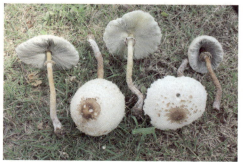

铅绿褶菇5

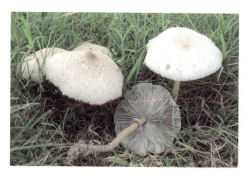

铅绿褶菇6

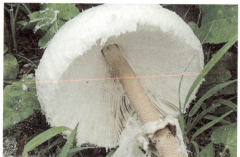

脱皮大环柄菇

三、近江粉褶蕈（第五章第四节）

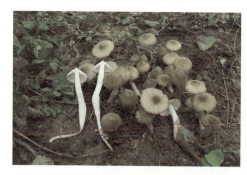

间型鸡㙡1

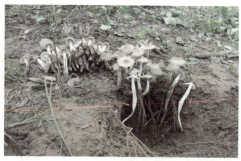

间型鸡㙡2

附录：毒蘑菇彩色图片

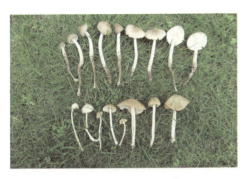

间型鸡㙡和近江粉褶菌

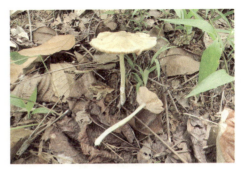

近江粉褶菌1

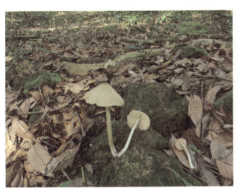

近江粉褶菌2

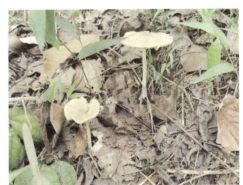

近江粉褶菌3

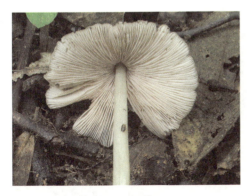

近江粉褶菌4

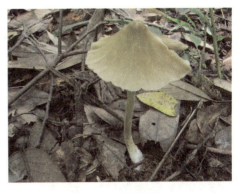

近江粉褶菌5

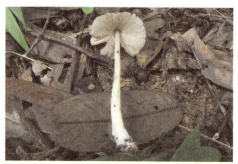

近江粉褶蕈6

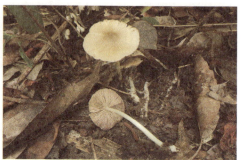

近江粉褶蕈7

四、亚稀褶红菇（第五章第五节）

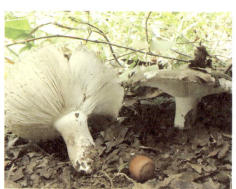

密褶红菇（可食用）

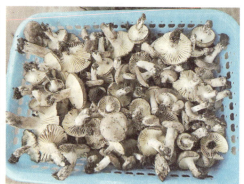

稀褶红菇（可食用）

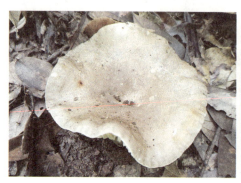

亚稀褶红菇1

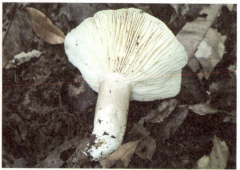

亚稀褶红菇2

附录：毒蘑菇彩色图片

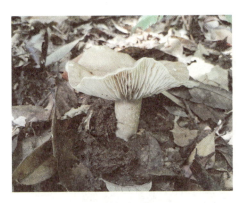

亚稀褶红菇3

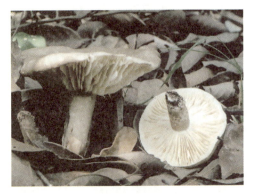

亚稀褶红菇4

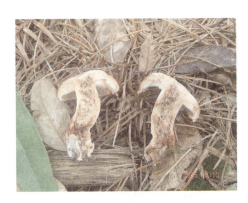

亚稀褶红菇5-1

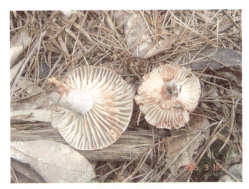

亚稀褶红菇5-2

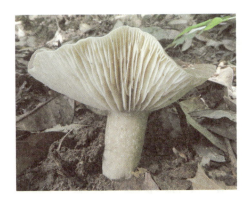

亚稀褶红菇6

五、拟灰花纹鹅膏（第五章第六节）

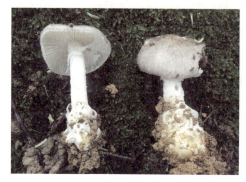
草鸡㙡鹅膏（可食用）

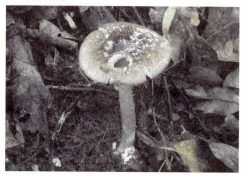
拟灰花纹鹅膏1

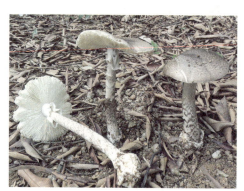
拟灰花纹鹅膏2

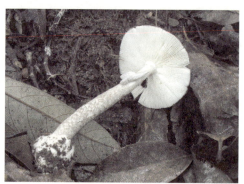
拟灰花纹鹅膏3

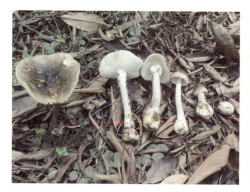
拟灰花纹鹅膏4

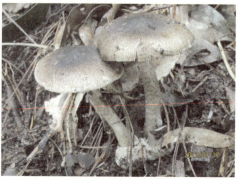
拟灰花纹鹅膏5

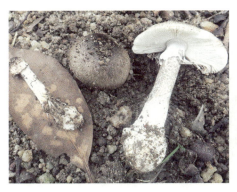
拟灰花纹鹅膏6

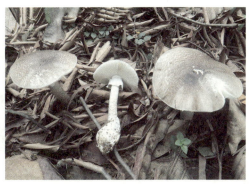
拟灰花纹鹅膏7

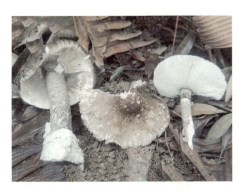
拟灰花纹鹅膏8

六、欧氏鹅膏(第五章第七节)

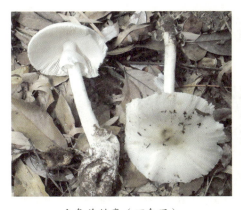
白条盖鹅膏(可食用)

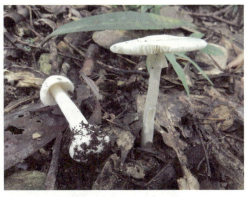
裂皮鹅膏(急性肝损害型)

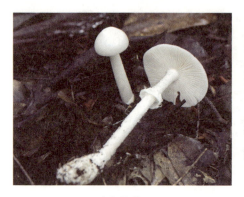
欧氏鹅膏1

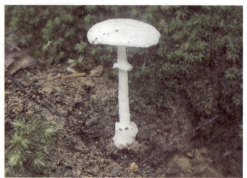
欧氏鹅膏2

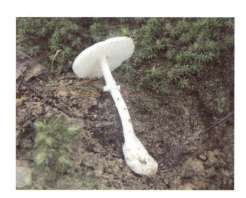
欧氏鹅膏3

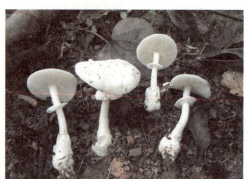
欧氏鹅膏4

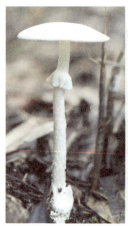
欧氏鹅膏5

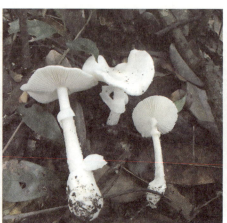
欧氏鹅膏6

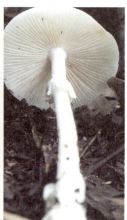
欧氏鹅膏7

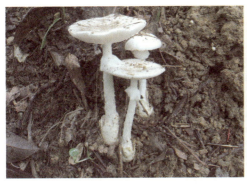
欧氏鹅膏8

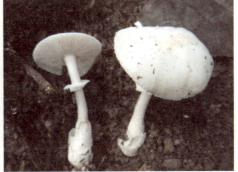
欧氏鹅膏9

七、残托鹅膏有环变型（第五章第八节）

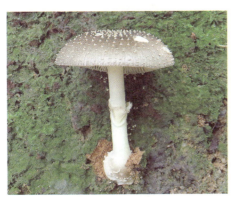
残托鹅膏有环变型1

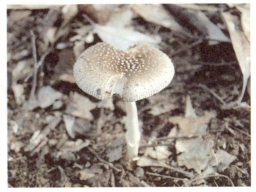
残托鹅膏有环变型2

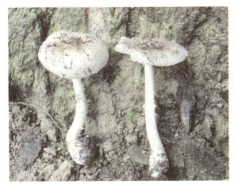
残托鹅膏有环变型3

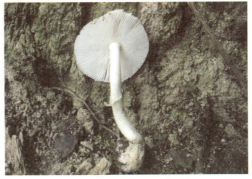
残托鹅膏有环变型4

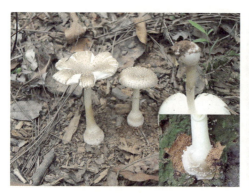

残托鹅膏有环变型5

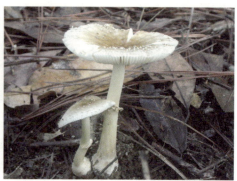

残托鹅膏有环变型6

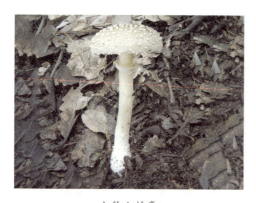

小豹斑鹅膏

八、纯黄白鬼伞（第五章第九节）

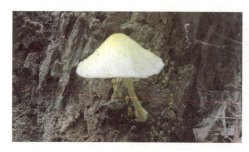

纯黄白鬼伞1

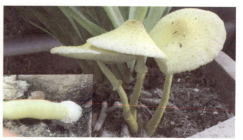

纯黄白鬼伞2

附录：毒蘑菇彩色图片

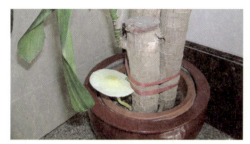

纯黄白鬼伞3

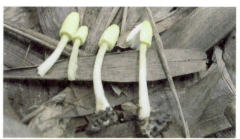

纯黄白鬼伞4

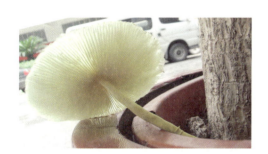

纯黄白鬼伞5